Stefan Hartung & Werner Hartung

"Problemkinder" – was ist schon normal?

W0171323

Stefan & Werner Hartung

„PROBLEMKINDER"
was ist schon NORMAL?

Alternativen aus ganzheitlicher Sicht

SILBERSCHNUR VERLAG

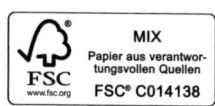

ISBN: 978-3-89845-595-4

1. Auflage 2018

Gestaltung & Satz: XPresentation, Güllesheim
Umschlaggestaltung: XPresentation, Güllesheim; unter Verwendung verschiedener Motive von © Luis Molinero, www.shutterstock.com, © danmorgan12, www.fotolia.com
Druck: Finidr, s.r.o. Cesky Tesin

Verlag »Die Silberschnur« GmbH · Steinstraße 1 · D-56593 Güllesheim
www.silberschnur.de · E-Mail: info@silberschnur.de

Inhaltsverzeichnis

Einführung

M it diesem Buch wenden wir uns vorrangig an fürsorgliche Eltern, die nach Möglichkeiten suchen, ihren Kindern – und sich selbst mit ihnen gemeinsam – das Leben zu erleichtern. Natürlich geht es um Kinder, die »auffällig« sind und als »Problemkinder« bezeichnet werden. Von wem und aus welchem Anlass auch immer. Dass Sie Stress mit Ihren eigenen Kindern oder denen in Ihrer Obhut haben und vielleicht schon verzweifelt sind, ist jedoch keine zwingende Voraussetzung für den Erkenntnisgewinn.

Ein *Problem* wird lexikalisch definiert als Schwierigkeit, schwierige Frage oder ungelöste (Forschungs-)Aufgabe, die Eigenschaft *problematisch* als »noch unentschieden, fragwürdig, verdächtig«. Daraus folgt, dass es sich bei Kindern, die wir als Problem oder deren Wesen wir als problematisch betrachten, um solche handelt, für die wir nach Antworten suchen, aber noch nicht wirklich fündig geworden sind. Denn Probleme können wir lösen, benennen, unterdrücken und verdrängen. Gäbe es Lösungen, diskutierten wir das Problem nicht.

So gesehen wenden wir uns auch an diejenigen Menschen, die mit Kindern außerhalb der Familie umgehen: in Kitas und Horten, der Schule, im Sport, im Gesundheitswesen. Denn die Probleme manifestieren sich oder entstehen sogar oft erst dort.

Weshalb ist uns das Wohl unserer Kinder aus heilerischer Sicht so wichtig?

Worin besteht nach unserer Auffassung überhaupt die Problematik?

Und worin kann unser Beitrag zur Lösung bestehen?

Die Kinder von heute sind unsere Zukunft. Jede Gesellschaft, jeder Staat steht und fällt mit seiner zukünftigen Generation von Erwachsenen. Ohne gut ausgebildete, gut sozialisierte und vor allem gesunde Kinder keine gesunden Erwachsenen, die in der Lage sind, ihre Lebensgemeinschaft zu stärken, zu schützen und wachsen zu lassen.

So weit, so gut. Wäre da nicht die schwierige Frage der Norm, die wir jeweils mit diesem vermutlich unstreitigen Ziel verbinden. Was ist »normal«? Und schon driften die Auffassungen auseinander. Mehr denn je wachsen Kinder heute im Spannungsfeld bewusster und unbewusster Normen auf. Wenn es irgendwo irgendwem aus irgendwelchen Gründen nicht passt, haben wir sie - die »Problemkinder«.

Aber: Was ist schon »normal«? Bemühen wir noch einmal lexikalische Definitionen - darauf vertrauend, dass wenigstens diese einem allgemeinen Einverständnis folgen -, dann meint dieses Adjektiv einen Zustand oder Sachverhalt, so wie er allgemein üblich und gewöhnlich gesehen wird. Daraus wird klar, dass es um subjektive Sichtweisen geht, um Mehrheitsmeinungen oder auch nur um vermeintliche. Eine Norm hingegen ist eine allgemein anerkannte oder vorgeschriebene Regel und lässt Abweichungen überhaupt nicht zu. Auffassungen darüber, was denn normal ist, sind in einer pluralistischen Gesellschaftsform schwierig. Mehr noch: Sie sind dem Wandel unterworfen. Ein solch tiefer Wandel prägt das Sein und Dasein unserer Kinder.

Unser Blickwinkel auf diese zunehmende Herausforderung betrifft Gesundheit und Sozialisation der Kinder. Unser Arbeitsgebiet und Erfahrungsfeld ist das sogenannte Geistige Heilen, auch Spirituelles Heilen oder Geistheilung genannt. Schulische Bildung und der medizinische Betrieb sind es nicht. Diese Faktoren beeinflussen aber die Thematik in vielerlei Hinsicht und sind deshalb auch Gegenstand dieses Buches, wo es uns unabdingbar schien.

Von Kindern können wir Erwachsenen vieles lernen. Mehr noch: In unserem Kulturkreis sind wir sogar prominent aufgefordert, unser Erwachsensein am kindlichen Wesen auszurichten. Im Matthäusevangelium 18,2-3 ruft Jesus ein Kind zu sich, stellt es vor seine Jünger und spricht: *»Wahrlich, ich sage euch: Wenn ihr nicht umkehrt und werdet wie die Kinder, so werdet ihr nicht ins Himmelreich kommen.«*

Einmal abgesehen von der Frage, welche Vorstellung vom Himmelreich Sie beschäftigen mag, ist der Sinn dieser Worte sehr irdisch und praktisch orientiert. Kinder sind unverstellt. Sie drücken jedwedes innere Empfinden unmittelbar und direkt aus, so sie nicht schon früh durch Erziehung, Misshandlung oder andere Einflüsse in ihrer natürlichen Entwicklung gehemmt statt gefördert werden. Ebenso unverfälscht halten sie ihrem Umfeld einen Spiegel vor, besonders ihren Eltern und anderen nahestehenden Personen.

Sind wir wirklich bereit, in diesen Spiegel zu schauen, aus dem Spiegelbild Erkenntnisse zu gewinnen und Lehren zu ziehen?

Denn da lauern überraschende, beunruhigende Erkenntnisse: So weisen Kinder heute zunehmend eine natürliche Begabung zur medialen Wahrnehmung auf – eine dem Menschen an sich angeborene Eigenschaft, die aber in unserer Kultur durch die Erziehung in aller Regel unterdrückt wird (»Ach was, Kind, so etwas wie Feen und Engel gibt es doch nicht wirklich, du bildest dir nur ein, sie zu sehen ...«).

Im geistig-energetischen Heilen nehmen Kinder eine besondere Rolle ein. Meist sind sie, so sie unverstellt und in ihrer natürlichen Entwicklung ungehemmt sind, sehr »einfache« Patienten. Sie bringen ein natürliches Verständnis für die Funktionsweise der Energiearbeit mit, nehmen Energien und Heilung sehr gut an. Kinder, die unter bedrängenden Einflüssen und/oder, wie so oft heutzutage, durch starke Medikationen, zu frühe und zu starke Impfungen (mehr dazu im entsprechenden Kapitel) gelitten haben, stellen hingegen besonders sensibel zu behandelnde Fälle dar.

Mit Sorge betrachten wir seit längerer Zeit die Entwicklung der jüngeren Generationen. Freilich: Jede Generation jammert über die »verlotterte Jugend«, jedoch nehmen die bedenklichen Entwicklungen mittlerweile derart überhand, dass sie in Gesellschaft, Medien und Politik rege diskutiert werden. Es gibt immer mehr kranke und psychisch auffällige Kinder. Das Problem ist jedoch nicht auf das Kindesalter beschränkt. Auch ältere Jugendliche und junge Erwachsene zeigen sich zunehmend orientierungslos in unserer komplexen Welt, haben keine Idee, kein Ziel, was sie machen oder werden wollen. Die Gründe sind vielfältig.

In unseren pädagogischen und heilenden Berufen begegnen wir Kindern und Jugendlichen, die sich schwertun mit dem Umfeld, in dem sie aufwachsen und lernen sollen. Wir begegnen Eltern, Erziehern und Lehrern, die an diesen Kindern verzweifeln. Generationen, die miteinander in der Falle sitzen, einander oft nicht verstehen und schwer kommunizieren können. Und wir sind mit einer medizinisch-psychologischen Schubladenkategorie konfrontiert, in die viele dieser Kinder regelrecht abgeschoben, in der sie ruhiggestellt, ja als unlösbare Fälle aufgegeben werden. Abgekürzt klingt das Problem auch schon gar nicht mehr so schlimm: ADS und ADHS = Aufmerksamkeits-Defizit(-Hyperaktivitäts)-Syndrom.

Was aber ist los mit einem Großteil der Kinder, die seit Ende der 80er-Jahre mit auffälligen Energien und Verhaltensweisen voller Vertrauen das Licht unserer Welt erblicken – und nun nach kurzer Zeit schon unter dunklen Wolken leben?

Dem Phänomen – so unterschiedlich sich auch die Symptome zeigen – begegnen wir in jedem zweiten Garten, wenn dort die sogenannten »Un-Kräuter« bekämpft werden, die doch eigentlich »Wildkräuter« sind. Die »Un-Kinder« schlucken Chemie und schlucken an Sanktionen. Wenn es ganz schlecht läuft, bewegt sich ihr Leben zwischen Ritalin, Isolation und Schulverweisen.

Es gibt Versuche genug, das Phänomen zu beschreiben und Verständnis für diese Kinder zu erzeugen. Viele Erklärungsansätze stehen von vornherein unter Generalverdacht seitens der Mainstream-Wissenschaft und -Pädagogik, denn: Sie sind ja »esoterisch«.

Da gibt es Bücher über Regenbogenkinder, Indigokinder, Kristallkinder ... und entsprechend viele Theorien. Deren Gehalt freilich schwankt zwischen Plausibilität und pseudo-spiritueller Stigmatisierung, dient nicht eben dem klaren Blick auf das, worum es im Kern geht.

Und unser Versuch?

Um es gleich unmissverständlich zuzugeben: Auch wir betrachten das Thema von den verdächtigen Rändern einer Gesellschaft aus, die sich an einer dogmatisch ein- und abgrenzenden Wissenschaft orientiert. Wir folgen nicht ihren Normen und Erwartungen. Zudem: Unser Fokus liegt auf dem Potenzial dieser Kinder

selbst, die wir da erfolglos in ein System zu pressen trachten, das
sich überlebt hat.

Was bringen diese Kinder mit in dieses Leben? Wie sind sie
»gestrickt«, wie »ticken« sie? Wie gestaltet sich ihre Wahrnehmung
der Welt? Mit welchen Geschenken sind sie ausgestattet, um ihr
Leben und unsere Zukunft zu bewältigen?

Unsere Praxiserfahrung stützt sich auf Stefans früh, schon
während der eigenen Schulzeit begonnene Arbeit mit Kindern,
auf verschiedene Felder seines pädagogischen Wirkens und auf
unsere gemeinsamen Erfahrungen mit Kindern und Eltern im
Verbund der Atlantis Heilerpraxen. Dort behandeln wir mit Methoden des sogenannten »Geistigen Heilens«, geprägt durch unterschiedliche Formen medialer Wahrnehmung und Energieüber-
tragung.[1] Über einige Jahre hatten wir in der Atlantis Heilerpraxis
Hannover Kindergruppen. Wir nannten sie schlicht »Lichtkinder«
und machten mit ihnen erstaunliche Erfahrungen.

Dieser Heilarbeit entstammen die meisten unserer Fallbeispiele.
Diejenigen, die wir nicht gemeinsam erlebt haben, sowie persön-
liches Erleben kennzeichnen wir jeweils mit unseren Vornamen.

Ein Herz für Kinder?

Unsere Gesellschaft gefällt sich seit langem darin, ein »Herz für Kinder« zu propagieren. Defizite in vielen Bereichen dokumentieren das krasse Gegenteil. Noch immer fehlen, trotz erheblicher politischer Anstrengungen, genügend Stätten der Vorschulbetreuung und des vorschulischen Lernens für das Leben. Das behindert Kinder und Eltern gleichermaßen in ihrem Recht auf eine freie, dem Herzen folgende Lebensführung und Berufsausübung.

Verständnisvolles pädagogisches Personal zu finden, bleibt vielfach ein Glücksfall. Diese Anmerkung ist kein Pauschalurteil; wir selbst kennen viele engagierte Menschen in pädagogischen Berufen.

Es geht um den Rahmen und die Spielräume: Ein wenig »Sonderpädagogik« für Sonderfälle, die längst zum Regelfall mutieren. Große Klassen, dauernde Experimente und Veränderungen, hilfloses Herumbasteln mit Modellen und Weisheiten, keine ernsthaften Reformen im Kern des Systems. Seit Jahrzehnten. Die Probleme beschränken sich nicht auf die finanzielle und personelle Ausstattung. Denn das Ziel ist und bleibt Anpassung. Nicht Kreativität, sondern enge Norm, vom Bewertungssystem bis hin zu Anforderungskatalogen. Musisch-kulturelle Fächer sind die ersten, die bei Lehrermangel und angeblichen Zwängen des Fächerkanons gestrichen werden. Und das, obwohl genau jene Fächer und die in ihnen vermittelten Fähigkeiten und Fertigkeiten es sind, welche in den Berufen unserer Zeit notwendiger sind denn je: Kreativität, die Befähigung, Wissensgebiete miteinander zu verknüpfen, Feinmotorik u. Ä. Hinzu kommt der meist grässliche bauliche Rahmen: Unsere Schulen bauen wir in Deutschland meist noch immer wie Kasernen. Es liegt kaum daran, dass Architektinnen und Architekten keinen Mut zu Kreativität fänden, um die Formen der Zukunft finden. Viel eher liegt es an den Vorgaben von Politik und Verwaltung, die schon in Wettbewerben neue Modelle benachteiligen.

Schauen wir auf den Medizinbetrieb, der unsere Kinder von der Geburt bis zur Volljährigkeit prägt, dann gibt es wenig Raum für Abweichendes, nur »Normalität«. Das meint den Einsatz von Chemie und den Hang zum operativen Eingriff.

Wenn es bei Kindern zu Problemen kommt, beginnt ein würgendes Zusammenspiel zwischen Schule und Medizin, Schul- und Medizinalverwaltung, Jugendamt und Gerichten gegen alle und alles, was nicht der Norm gerecht wird. Norm und Konvention, starr verstanden und unwandelbar, trüben den Blick in den kindlichen Spiegel, generieren Zerrbilder und verzerrende Vorbilder.

Nein, ein Herz für Kinder hat unsere Gesellschaft, als Gesamtkollektiv betrachtet, nicht. Gespiegelt gefragt:

Haben wir überhaupt ein Herz für uns selbst?

Können wir ernsthaft Nächstenliebe predigen und fordern, wo es doch vielen erwachsenen Menschen an Selbstliebe mangelt?

Fehlende Liebe zu uns selbst und untereinander kompensieren, ja projizieren wir in das Verhältnis zu unseren Kindern und ebenso gern auf Teile der Tierwelt. Auf jene Tiere, die wir in zuweilen merkwürdiger pathologischer Abhängigkeit von uns halten. Und anstatt ihr eigenes Leid zu lindern, das eigene Leben bejahend zu gestalten, gefallen sich (das wissen wir aus unserer Heilarbeit mit Tieren) viele enttäuschte Menschen darin, verwahrloste Tiere zu pflegen – und sei es zum Preis ihrer Entführung aus anderen Ländern in unsere Wohlstandsinsel. In freier Wildbahn hingegen rotten wir erfolgreich und rücksichtslos alles Leben aus. Auch unser Verhältnis zu Tieren, zu Mitgeschöpfen, deren Schutz und Fürsorge uns auf diesem Planeten obliegt, spiegelt uns selbst.

Alle reden und schreiben von Liebe. Ließen wir so viel Liebe walten, wie im gesprochenen und geschriebenen Wort vorgegaukelt wird, bräuchten wir über Liebe kein Wort zu verlieren. Wir können nur geben, was wir für uns selbst zulassen, uns selbst geben und nehmen. Das ist das ursprünglichste aller Menschenrechte. Doch ist das Empfinden vieler Menschen dazu schon so verkümmert, dass sie das als Egoismus betrachten – wenn sie kleine Fortschritte in Richtung Selbstliebe machen, immerhin als »gesunden« Egoismus.

Unser Ansatz, das energetische und mediale Heilen, baut auf Liebe auf. Denn Liebe allein ist die Urkraft des Universums. In der Erkenntnis und Beschreibung von Wirklichkeiten bedarf Liebe der Klarheit und Deutlichkeit. Sie riskiert damit stets, unangenehm zu sein. Auch in diesem Buch werden wir zuweilen unangenehm sein, aber Ihnen, liebe Leserin und lieber Leser, dadurch hoffentlich einige Perspektiven eröffnen.

Wohin steuern wir,
was ist los?

Kindsein heute

Betrachten wir die Lebenswelt und Entwicklung der Kinder zunächst ganz abseits der spirituellen Thematik, bevor wir unsere spezielle Betrachtungsweise nach und nach mit einfließen lassen. Denn ganz unabhängig von aktuellen Entwicklungen auf energetisch-spiritueller Ebene und auch unabhängig von familiären und psychischen Vorbelastungen stehen heranwachsende Kinder in unserer Zeit vor deutlich umfangreicheren und schwierigeren Herausforderungen, als es je zuvor der Fall war. Das birgt zwar auch Chancen, doch auf die möchten wir erst später zu sprechen kommen.

Unsere Welt ist unglaublich komplex geworden und vor allem schneller denn je. Dauerte die Fortentwicklung von Technologien früher noch Jahrhunderte, dann Jahrzehnte und zuletzt wenigstens noch Jahre, erleben wir mittlerweile jährlich und zum Teil sogar schneller Quantensprünge in der Entwicklung.

Stefan: Ende der 80er-Jahre geboren gehöre ich zur ersten Generation Jugendlicher, die mit dem Handy aufwuchs, vom Gameboy auf

17

PC-Spiele wechselte und somit der vorangegangenen Generation im Verständnis der Computertechnik und Onlinekommunikation schnell voraus war. Und obwohl unsere Gehirne sich schon recht früh an die schnellere und intensivere Reizabfolge auf den Bildschirmen und die vielfältigen Möglichkeiten, die es durch diese Technologie gab, gewöhnen und anpassen konnten, erlebe ich mich mittlerweile selbst als fast überfordert. Der Umgang mit dem ersten Smartphone fiel mir erst einmal schwer, während deutlich jüngere Kids sofort erfassten, wie das alles funktionierte. In diesem Augenblick verstand ich ein wenig meine Großeltern, als sie sich erstmals an der Bedienung eines alten – damals natürlich hochmodernen – Mac-Rechners versuchten.

Da ich trotz des frühen Kontakts zur Technik zugleich recht »langsam« lebte, mit vielen Büchern, herkömmlichem Spielzeug und Sport, machte mich das Tempo, mit dem mittlerweile alles im Internet stattfand, etwas schwindelig. Ich spüre auch heute geradezu, wie das Gehirn und das Bewusstsein darum kämpfen, den Anschluss zu halten und sich einzugewöhnen.

Reizüberflutung droht. Plattformen wie Facebook, Homepages und Foren zu allen Themen, Werbung, Anzeigen ... Vieles ist mir heute noch einfach zu viel und entzieht sich in seiner Komplexität wohl nicht nur meinem Verständnis.

Oder haben Sie wirklich den Überblick darüber, wie sehr verstrickt alles ist mit unseren Accounts bei Ebay, Amazon, Facebook, Twitter und anderen Plattformen – und wie verstrickt wir selbst mittlerweile sind?

Richard DeGrandpre, ein Psychologe und Arzt, der zur Thematik dieser »Schnellfeuerkultur« und zu ihren Auswirkungen auf die Kinder forscht, beschreibt hervorragend, wie sie psychisch auf diese neue Welt reagieren. Wie etliche Untersuchungen vor und nach ihm auch, kam er zu dem Ergebnis, dass mit AD(H)S

(= Aufmerksamkeits-Defizit-Hyperaktivitäts-Syndrom) diagnostizierte Kinder vor dem Bildschirm bzw. bei einer sie interessierenden Tätigkeit plötzlich ganz normal wirkten und handelten. Aus diesen und anderen Anhaltspunkten zieht er in seinem Buch »Die Ritalingesellschaft« unter anderem den Schluss, dass die Gehirne gerade der jungen Generation sich schnell auf die höhere Reizflut einstellen, indem sie mehr Kapazität zu deren Verarbeitung zur Verfügung stellen.[2] Auf das Thema AD(H)S gehen wir noch gesondert ein.

Bleibt diese Reiz- und Informationsflut einmal aus, herrscht im Gehirn eine Art Leerlauf. Die Neuronen sprühen vor Aktivität, die Energie strömt, aber sie wird nicht abgerufen. Unruhe tritt ein und das Gehirn versucht, sich die Reizflut wiederherzustellen. Hyperaktivität bzw. auffälliges Verhalten sind die Folge, da das Kind nicht mehr weiß, wohin mit sich. Dies tritt umso stärker in Erscheinung, je weniger die Kinder gelernt haben, wie man sich selbst kontrolliert und beschäftigt. Oder wenn sie außer Fernsehen keine Interessen haben und oft auch in der frühen Erziehung nicht gelernt haben, sich mit sich selbst zu beschäftigen.

Werner: Stefan und seine Schwester konnten sich stundenlang allein oder zu zweit beschäftigen, erfanden selbst immer wieder kreative Spiele mit neuen Regeln oder Szenarien. Probleme gab es immer dann, wenn andere Kinder eingeladen waren oder umgekehrt unsere bei anderen Kindern. Diese waren es gewohnt, ständig von den Eltern – wochentags zumeist der Mutter – animiert zu werden. Immer war Programm. Kamen unsere Kinder nach Hause, waren sie gestresst und beklagten sich, dass sie den ganzen Nachmittag ständig zu irgendwelchen Tätigkeiten angeleitet worden waren und aus ihrer Sicht nicht in Ruhe miteinander hätten spielen können. Waren andere Kinder bei uns zu Gast, schlichen sie sich oft zu mir ins Arbeitszimmer, gelangweilt und desorientiert. Ja, Stefan spiele da oben in seinem Zimmer mit Lego … Ob wir denn noch irgendetwas machen würden heute?!

Manche dieser Kinder erlebte ich später als Heranwachsende oder Auszubildende/Studenten orientierungslos und geradezu asozial, andere wiederum in höchstem Maße angepasst und starr in ihren Lebensentwürfen.

Bei Kindern, die ein Problem mit eigener kreativer Selbstbeschäftigung haben, werden Reize im Extrem zur Droge. Ist der Reizfluss wiederhergestellt, ist alles wieder gut. Die teuflische Spirale aber ist dieselbe wie bei jeder Droge: Man gewöhnt sich an den Reiz, die Fähigkeit des Reizes zur Befriedigung sinkt. Unser Gehirn wertet dann nur Neues, Intensives als interessant. Da zugleich die Reizflut um uns herum immer weiter zunimmt, passt sich unser Hirn immer weiter an und verlangt nach mehr Reizen. Und dies geht auch uns Erwachsenen so, wenn wir nicht aufpassen und gezielt entschleunigen.

Zur Veranschaulichung hier einige Beispiele, die DeGrandpre anführt: Kennen Sie noch die alten Computer? Wie lange brauchten Sie, um diese Geräte hochzufahren oder eine Datei zu öffnen? Anfangs noch Minuten! Empfanden Sie dies damals als anstrengend oder entnervend? Nein, natürlich nicht, denn Sie kannten es nicht anders. Man konnte quasi nochmal Kaffee kochen gehen, und wenn man zurückkam, war der PC endlich arbeitsbereit. Heute aber, wo Sie PCs gewöhnt sind, die in wenigen Augenblicken starten und Dateien, Homepages und Videos in Sekunden bzw. Sekundenbruchteilen laden, würden Sie wahrscheinlich wahnsinnig werden, wenn das Öffnen eines Dokumentes länger als auch nur 10 oder 20 Sekunden, geschweige denn fast eine Minute dauerte, oder? Sie haben sich an das Tempo gewöhnt.

Ebenso gewöhnen Sie sich an all die blinkenden Lichter, die Fernseher, Receiver, Computer und andere Geräte in unseren Räumen ausstrahlen. Oder an die Lärmflut einer Großstadt, wenn Sie nur lange genug dort wohnen. Wenn Sie länger Auto fahren, beobachten Sie einmal Ihre Geschwindigkeitswahrnehmung. Anfangs empfinden Sie in der Stadt die 50 km/h als recht flott. Dann fahren Sie aus der Stadt heraus und sausen über Landstraße und Autobahn mit 100 km/h und mehr. Am Anfang wirkt es schnell, nach einer halben Stunde haben Sie sich daran gewöhnt. Wenn Sie nach einer Stunde wieder in eine Ortschaft fahren und auf 50 km/h herunterbremsen, kommen Sie sich im Gegensatz zur Fahrt im Startort sehr langsam vor. Vielfahrern passiert es mit der Zeit oft, dass sie ihre Geschwindigkeit falsch einschätzen, wenn sie nicht ständig den Tacho beachten. Weil sich 120 anfühlen wie 100 und 100 wie 80.[3]

Vergleichbares geschieht überall mit uns. Ob bei der Bedienung von Handy und PC, im Auto – überall wächst seit fast zwei Jahrzehnten eine unglaubliche Reizflut heran. Durch die Gewöhnung an diese Flut, daran, dass jeder Klick sofort zu einem Ergebnis führt, wächst unser genereller Drang nach sofortiger Befriedigung jedweder Bedürfnisse. Mit einem Wort: Wir werden ungeduldiger. Wie gesagt: Vor einem alten PC würden Sie wahnsinnig werden!

Unser Gehirn aber trennt bei diesem Bedürfnis nach Befriedigung nicht zwischen den Bereichen Technik und Autofahren einerseits und der Befriedigung sozialer und emotionaler Bedürfnisse andererseits. Und genau hier diagnostiziert DeGrandpre treffend die eigentliche Gefahr für jeden Einzelnen von uns sowie für unserer soziales Miteinander: Unbewusst übertragen wir dieses Befriedigungsbedürfnis und das Verlangen nach mehr Reizen auf unsere soziale Welt.[4]

Das Bedürfnis nach Liebe soll schneller und intensiver befriedigt werden, der Sex muss aufregender werden, trauter Alltag, wie ihn nun mal jede längere Beziehung mit sich bringt, wird vielen Menschen unerträglich. Das Neue, welches das Gehirn stimuliert, fehlt. Das Emporschießen von Dating-Plattformen ist da nur ein Symptom. »Ich will Action«, ist ein Satz, den man von Kindern wie Erwachsenen immer öfter hört.

Im heilerischen Alltag erleben wir, dass Patienten uns eine Mail oder SMS schreiben und nach nicht einmal einer Stunde schon nachfragen, ob wir denn die Nachricht noch nicht gelesen hätten, sie hätten gerne eine Antwort. Dass wir vielleicht in einer Behandlungssitzung oder unterwegs sind, gerade andere Dinge abarbeiten, dass sie nicht die Einzigen sind, die uns Nachrichten schreiben, oder dass wir auch mal Feierabend machen, nach 19 oder 20 Uhr keine Nachrichten mehr beantworten mögen – das geht ihnen nicht in den Kopf. Von Wochenenden und Feiertagen einmal ganz zu schweigen. So sehr sind viele Menschen schon daran gewöhnt, dass blitzschnell über Whatsapp oder andere Messenger kommuniziert wird. Doch gehen auf diesem Weg viele Dinge, wie beispielsweise Emotionen und Tiefe, in der Kommunikation verloren, ebenso wie Regeln des Umgangs miteinander. Siehe nur das obige Beispiel der Nachrichten an Feiertagen. Das hat nichts mit konservativem Spießertum zu tun, sondern ist Symptom des Problems: die Auflösung gesellschaftlicher Strukturen – was sich keineswegs immer positiv auswirkt. Wir erleben es immer öfter, dass Menschen eine Nachrichten nur noch schnell überfliegen und sofort, ohne auch nur einen Augenblick über das (halb) Gelesene nachzudenken, zurückschreiben. Und immer häufiger führt dies zu Missverständnissen, weil man in der Eile einige Worte überlesen, eine Ironie nicht erkannt oder einen Satz falsch interpretiert hat. Patienten berichten uns, dass es schon teilweise normal sei, ganze Beziehungskonflikte per Whatsapp schriftlich abzuhalten oder neuerdings über Sprachnachrichten. Aber auch da wird kaum noch richtig hingehört. Während man die Nachricht hört, wischen die Finger am Smartphone bereits wieder durch Apps, andere Nachrichten usw. Entsprechend gehen die Antworten nicht selten völlig am Gesagten vorbei. Es kommt zum Missverständnis, Streit – aus.

Stefan: Vergleiche ich meine alten Computerspiele mit den neueren, so bekomme ich beim Versuch, diese zu spielen, teilweise Kopfschmerzen. Diese neuen Spiele sind viel bunter, rasanter, reizerfüllter als die alten – die, um es mit den Worten eines meiner jungen Patienten zu sagen, »irgendwie etwas langsam und grau« wirken. Zugleich sind diese Spiele oft einfacher: Gab es früher häufig keine offensichtliche Lösung einer Situation, benötigte man ja immer wieder ein Lösungsbuch, so zeichnen gerade die Egoshooter mittlerweile klare Wege vor. Bei gleichzeitiger Reizflut muss man also deutlich weniger kreativ nach Lösungen suchen. Für mich, der ich damals gerne herausfordernde Strategie- und Rollenspiele gespielt habe, ist diese Art neuer Spiele daher langweilig und verliert rasch ihren Reiz. Vielleicht ist das gewollt – einmal durchspielen und dann zum nächsten noch neueren, noch knalligeren Spiel, ganz im Sinne des Konsumgedankens. Die Spirale mit der Reizflut wird damit immer weiter getrieben.

Die junge Generation wird geradezu in diese Art zu leben hineingesogen, wird auf allen Kanälen damit bombardiert. Die Verlockung ist groß: Im Smartphone und TV ist alles bunt, blinkt, vermeintlich ist man bestens sozial vernetzt. Und das in wenigen Augenblicken. Da Kinder besonders im Vorschulalter, aber vielfach auch in der Pubertät in der Regel noch nicht über hinreichend ausgebildete Selbstwahrnehmung und Fähigkeiten zur Selbstkontrolle verfügen, ist es für Eltern enorm schwierig, sie an diese Erlebenswelt sacht und gezielt heranzuführen. Zu schnell entgleitet die Kontrolle darüber, was Kinder in der Schule oder unterwegs mit Freunden alles in sich aufnehmen. Selbst wenn das eigene Kindergartenkind noch kein Smartphone hat – irgendein anderes wird eines haben. Das eigene Kind spielt einmal damit und ist »angefüttert«. Und natürlich will es auch eines, um nicht als uncool oder gar als Außenseiter dazustehen.

DeGrandpre vergleicht diese Reizsucht ganz direkt mit der Wirkung von Drogen wie Kokain oder Aufputschmitteln.[5]

Wenn wir schon dabei sind: Wussten Sie, dass das »Wundermittel« Ritalin ein Aufputschmittel ist? Kinder, die angeblich oder tatsächlich AD(H)S haben, werden nicht etwa via Beruhigungsmittel runtergefahren, sondern im Gegenteil: Ritalin stimuliert das Gehirn, gaukelt ihm vor, die benötigten Reize wären da. Das Kind wirkt also ruhig, während das Gehirn aber weiterhin im Dauerfeuer unterwegs ist. Würden Sie durch ein Ohr ins Gehirn des Kindes eintreten, fühlte sich das an, als kämen sie aus einer stillen Sommernacht in eine lärmende Diskothek.[6]

Kein Wunder, dass Ritalin auch unter Medizinern mittlerweile angezweifelt wird. Denn es deckelt nur Symptome, führt aber langfristig zu keiner Veränderung oder Heilung. Manch überforderten Eltern und Lehrern mag dies genügen, dem Kind aber hilft es nicht viel.

Erziehen im magischen Zeitalter

Kritische Betrachtungen zur Situation von Bildung und Erziehung befassen sich heute weitgehend mit einer vermeintlichen Revolution, die in der Digitalisierung unseres Lebens gesehen wird. Darauf müsse das System reagieren. Wir halten diese Perspektive für zu begrenzt, auch wenn sie die Konfliktfelder benennt und viele Forderungen erhebt, denen wir uns anschließen können. Was aber nimmt man in der Debatte nicht wahr?

Unsere Welt bewegt sich auf allen Ebenen des Seins in eine neue Richtung. Viele dieser Entwicklungen, der Kampf um unsere Ressourcen, die Umwelt, das soziale Klima, Terror und Kriege, wirken auf uns zutiefst beunruhigend. Doch der ständige Fokus auf diese Ereignisse lässt uns übersehen, dass all diese Dinge nur Symptome eines gewaltigen Prozesses sind, durch den unser Planet, unsere Mutter Erde, geht – und wir mit ihr.

Es ist ein Prozess der Transformation. Viele Spirituelle sagen: ein Prozess der Heilung, des Aufstiegs in eine neue, höhere Dimension. Besonders Letzteres trifft es am besten. Und wir möchten auch lieber den Begriff der Transformation, also der Wandlung, nutzen als den der Heilung. Denn der erste Begriff umfasst jede Form der Veränderung, während Heilung wiederum nur eine spezielle Form der Transformation bezeichnet.

Was also geschieht?

Folgt man Heilern oder Schamanen, egal wo auf der Welt, sowie manchen medial empfangenen Botschaften (Channelings), die von etlichen spirituellen Menschen empfangen wurden und werden und die in vielen Punkten übereinstimmen, so ergibt sich folgendes Bild:

Die Erde ist auf dem Weg in einen höheren energetischen Zustand, in dem sie sich vor Jahrtausenden bereits einmal befand. In diesem höheren Zustand sollen damals zum einen die Menschen deutlich mehr im Einklang mit der Natur und ihren Wesen gelebt haben, zum anderen verfügten sie über weit größere (magische) und, je nach Überlieferung, auch technologische Kräfte und Mittel. Man denke hier an die Sage von Atlantis. Spekulationen über dieses spezielle Thema lassen wir hier außen vor, zumal sich auch die spirituelle Szene keineswegs einig ist. Zu mannigfaltig sind die Channelings und Thesen, wie die Welt damals angeblich ausgesehen hat.

Jedoch stimmen die Beteiligten darin überein, dass auf der Erde damals ein höherer Energiepegel geherrscht habe. Wir sprechen von Energiepotenzial, denn der Begriff »Schwingung« bezeichnet zum Beispiel in der Geomantie die Eigenschaft einer bestimmten und damit unveränderlichen Schöpfungsmanifestation. Das energetische Wirkungspotenzial aber ist veränderlich. Um es kurz zu formulieren: Je höher das energetische Potenzial der Erde und ihrer Lebewesen, desto näher bewegen wir uns an der göttlichen Ebene, in Richtung der Kraft, die wir Gott nennen, das Dao oder wie auch immer.

Die Erhöhung unserer Energie und die der Erde an sich hat zur Folge, dass unsere »übersinnlichen« Fähigkeiten (Hellsehen, Hellfühlen, unsere Heilkräfte) zunehmen. Diese Befähigungen sind weder über- noch außersinnlich, wie der traditionelle Wissenschaftsbetrieb gern behauptet. Wir werden sensitiver gegenüber allen Energieformen um uns herum, reagieren empfindlicher. Dazu zählen auch Elektrosmog oder die Emotionen anderer Menschen, die sich auch als Energiewellen durch den Raum bewegen. Dies macht uns auf der einen Seite anfälliger. Zugleich setzt ein Prozess zunehmender Fühligkeit und Medialität ein. Diese Fähigkeiten gehören ebenso zu unseren angeborenen Sinnen, genauso wie Hören, Sehen, Riechen und Schmecken. Sie sind nur über Jahrtausende der Unterdrückung verkümmert. Jeder Mensch trägt diese Gaben in sich. Man könnte auch sagen, dass sie eine Erweiterung unserer herkömmlichen Sinne auf anderen bzw. höheren Ebenen sind. Hell*fühlen*, Hell*sehen* ...

Es sind also mehrere Faktoren, die immer mehr Menschen überfordern, stressen bis hin zum Burn-out:

Auf der einen Seite die immer hektischere Lebensweise und zunehmende Komplexität der Lebens- und Arbeitswelten, ausgelöst vor allem durch die Reiz-Sintflut, befeuert durch kurze und schnelle Informationswege für alle möglichen Nachrichten.

Auf der anderen Seite können uns gleichermaßen spirituelle Reize belasten, die wir oft nicht beachten oder als solche erkennen, da viele von uns kein Wissen darüber haben oder solche Ebenen des Seins strikt aus ihrem Bewusstsein verbannen. Durch das erhöhte Energiepotenzial der Erde und unserer Körper werden unsere inneren energetischen Blockaden getriggert, da unsere Seele heilen will. Zugleich entwickeln sich – bei dem einen mehr, beim anderen weniger – unsere »sechsten Sinne«, also Hellfühlen und Hellsehen.

Mediale Wahrnehmung ist, wie schon bemerkt, weder außersinnlich noch übersinnlich. Die gegenteilige, durch die herkömmliche Wissenschaft und sogar die sogenannte »Para-Psychologie« vertretene Auffassung ist unsinnig. Denn zunehmend viele Menschen, keineswegs nur Kinder, nehmen mit all ihren normalen Sinnen Ebenen wahr, zu denen sie zuvor keinen Zugang hatten. Mit Verdrängung schaden wir deshalb uns und unseren Kindern.

Zugegeben, es ist ungewohnt, verstärkt Gefühle und die Gefühlsschwingungen wahrzunehmen, die einzelne Menschen oder das gesamte Kollektiv der Menschheit um die Erde senden. Damit sind die wenigsten von uns vertraut. Und uns fehlen die Strategien, um mit derartigen Wahrnehmungen umzugehen. Deshalb reagieren wir naturgemäß mit Stress, Unwohlsein und oft genug mit Widerstand. Techniken zur Abgrenzung, wie wir sie in all unseren Ausbildungen vermitteln, sind hier eine große Hilfe.

Besonders sensitiv sind die Kinder, die nun geboren werden. Gleich in höherem Energiepotenzial auf die Welt gekommen, sind ihre Kanäle viel offener als die der meisten Erwachsenen. Da wir schon aus der Psychologie wissen, dass Kinder generell weit empfindlicher sind, gerade als Kleinkind, können Sie sich vielleicht ausmalen, wie unsere heutige Welt auf diese kleinen Wesen wirkt. Problematisch wird dies dann, wenn die Kinder von Anfang an nicht dahin geführt werden, mit diesen Dingen umzugehen. Wie schnell heißt es eben zum Kind, »das bildest du dir nur ein, Energien, Engel, Zwerge, Hellsehen gibt es nur im Märchen!«

Nur: Dadurch verschwinden die Wahrnehmungen des Kindes nicht. Die Sinne lassen sich nicht so einfach täuschen. Das Kind hat also nur die Wahl, entweder seine Wahrnehmung und Meinung gegen große Widerstände des Umfeldes durchzusetzen (was es selten kann) oder aber, diese zu verdrängen, seine Kanäle und Sinne zu verschließen. Hier setzt die Abwärtsspirale ein. Denn von nun an befindet sich das Kind in einem fortwährenden Kampf gegen sich selbst und gegen das Umfeld. Von innen drängen die Kräfte, die »Wahrheit«, nach oben, die Seele rebelliert gegen die Blockaden und den geistigen »Kerker«.

Unsere Erfahrung zeigt, dass sich Kinder, wenn man sie lässt und mit den entsprechenden Informationen versorgt, fast von selbst zu begabten medialen und heilerisch starken Menschen entwickeln. Ein fünfjähriger Junge sagte, auf Stefans Behandlungsliege liegend: »*Ich weiß, dass ich eine sehr alte Seele bin, ich erinnere mich an vieles. Aber ich weiß auch, dass ich in diesem Leben erst einmal ein Kind bin und Hilfe brauche, mich in diese Welt, wie sie ist, einzugewöhnen. Ich wünsche mir, von den Erwachsenen wie ein ganz normales Kind behandelt zu werden.*« Diese Szene hat uns tief beeindruckt. Offener ausgedrückt: Die Kinnladen klappten uns runter. Sie zeigt sehr klar, dass wir auch keinen Indigo-, Kristall- oder Pyramidenkind-Wahn brauchen, der ebenso stigmatisiert wie der aktuelle Trend, Kinder ständig als hochbegabt oder besonders darzustellen und zu behandeln. Oft genug zeigen die Jahre, dass Kinder am wenigsten damit zurechtkommen und eher Schaden nehmen. Besonders dann, wenn sie, aus welchen Gründen auch immer, zum Perfektionismus neigen oder darauf getrimmt werden. Jeder Mensch hat bestimmte Vorlieben, kann bestimmte Dinge gut, andere weniger oder gar nicht. Die »Hochbegabten« sind oft Kinder, deren hervorbrechende energetische Kräfte auch ihre Fähigkeiten »boosten«, sodass sie auf uns hochbegabt wirken.

Die traurige Wahrheit ist für uns jedoch: Aus Unwissenheit über spirituelle Dinge werden viele Fähigkeiten seitens der Eltern bzw. der Gesellschaft unterdrückt und allenfalls in der »Inselbegabung« akzeptiert und gefördert, d. h. in der vom Umfeld akzeptierten Gabe (Geige, Klavier, Sportart, Technik u. Ä.). Nur dort darf das Kind sein ganzes Potential zeigen und entfalten. Der »ganze« Mensch bleibt auf der Strecke. Bei so einigen solcher hochbegabten Kinder konnte nach unserer Erfahrung das zumeist geschädigte Sozialverhalten damit geheilt werden, dass Spiritualität Platz in der Welt des Kindes bekam. Wenn das Kind nicht weiß, dass es gerade einen Engel sieht, weil es auf Nachfrage nur ein

»Das bildest du dir ein« hört, kann es nur mit Angst und Rückzug reagieren. Denn die Wahrnehmung bleibt. Aber da das kleine Kind nicht immer spürt, ob das Wesen vor ihm gut oder schlecht ist, reagiert es mit Flucht. Wenn das Kind nicht weiß, dass es gerade die Emotionen der umstehenden Menschen spürt und ihm seitens der Eltern und des restlichen Umfeldes keine Abgrenzungstechniken gezeigt werden, zieht sich das Kind zum Schutz in sich selbst zurück. An dieser Stelle entwickelt sich das oft gestörte Sozialverhalten gerade der Hochbegabten, das dann schnell als Autismus oder dergleichen (fehl-)diagnostiziert wird.

In dem Moment jedoch, in dem das Kind sein darf, wie es ist, all seine Wahrnehmung äußern darf, fällt viel Anspannung weg. Der Kampf gegen eine starre, einengende Umwelt hört auf – und damit verändert sich oft schlagartig das Verhalten der Kinder. Nur an sehr tief eingegrabenen Denk- und Verhaltensmustern und ihren ursächlichen seelischen Verletzungen muss häufig noch gearbeitet werden. Zudem bleiben die Kinder oft noch eine Zeit lang misstrauisch gegenüber den plötzlich veränderten Umständen.

Wir sehen viele Fragezeichen über Ihren Köpfen, liebe Leserinnen und Leser. Wovon genau also schreiben wir da?

Die andere Wirklichkeitsebene

Ein Blick in unsere Medienwelt genügt, um zu dem Ergebnis zu gelangen, dass die Menschheit mit immer größerer Perfektion an ihrem eigenen Untergang arbeitet. Perverse Formen von Gewalt mit zunehmend terroristischer Qualität, Umweltzerstörung und Klimawandel haben Ausmaße angenommen, die Friedensstiftern und Umweltschützern jede Chance zu nehmen scheinen.

Einzelheiten ersparen wir uns hier. So betrachtet ist Resignation ebenso verständlich wie Fanatismus. Beides ist nicht unser Weg.

Denn diese vorherrschende Sicht der Dinge beschreibt nur einen Teil der Wirklichkeit. Sie ist Wirklichkeit für all jene, die ihren Blick auf diese Spirale des Hasses und der Menschenverachtung richten, gleich ob in Faszination oder angstvoll-lähmendem Schrecken.

Es gibt noch eine andere, ebenso wahrnehmbare Wirklichkeit, die von den meisten Menschen verdrängt wird: die energetischen Veränderungen der Erde, die Zunahme ihres Energiepotenzials und die damit einhergehenden Veränderungen bei einer großen Zahl von Menschen. In den letzten zehn Jahren beobachten wir in unseren Heilerpraxen eine erhebliche Zunahme des Energieflusses im menschlichen Körper, zunächst bei Kindern, aber auch längst schon bei Erwachsenen. Hinzu kommt die schon geschilderte Steigerung der Fühligkeit bis hin zu unterschiedlichsten Formen der Medialität. Dies äußert sich unter anderem darin, dass heutzutage zum großen Teil Menschen zu uns kommen, die mit Spiritualität oder geistigem Heilen bis dato nichts am Hut hatten – die aber eine Erklärung für ihre »seltsamen« Wahrnehmungen und Erlebnisse suchen und in der Schulmedizin bzw. der Gesellschaft keine Hilfe finden. Es sei denn, sie werden für verrückt erklärt und zum Psychiater geschickt. Zu unseren Anfangszeiten hingegen bestand der Patientenkreis fast ausschließlich aus Menschen, die schon länger auf dem spirituellen Pfad wandelten.

Was hat das mit den schwierigen Kindern zu tun?

Bei uns Menschen steigt das Niveau der natürlichen Lebens- und Heilkraft, außerdem die Befähigung für Wahrnehmungen, die wir früher für »übernatürlich« und allenfalls ungewöhnlich hielten. Dabei handelt es sich um Prozesse, die wissenschaftlich verdrängt werden, da sie als nicht messbar gelten. Und was nicht messbar ist, ist in diesem Wissenschaftsbild eben »unermesslich«, nicht existent, Einbildung und Halluzination, begründet oft genug eine Psychopharmaka- und Klinikkarriere. Dass es einfach an den nötigen Messinstrumenten fehlt, wie es einst ebenso unmöglich war, diverse Strahlungen zu messen oder Bakterien nachzuweisen, wird an dieser Stelle ignoriert. Dabei wurden einst Ärzte, die kleine Tierchen (Bakterien) für Krankheiten verantwortlich machten, verlacht, weil diese nicht nachweisbar waren.

Kurzum: Wir Menschen haben zurzeit die Wahl zwischen zwei Weltbildern, an denen wir uns orientieren können. Das eine programmiert den Sprung in den Abgrund, das andere die Möglichkeit der Transformation, der energetischen Überwindung der Dunkelheit, in die die Menschheit kollektiv die Erde noch immer hüllt. Auf der einen Seite regieren Verdrängung und Angst und somit die daraus zwingend resultierenden politischen und gesellschaftlichen Rezepte. Auf der anderen Seite steht die Wahrnehmung des ungeheuren (für viele gleichwohl ungeheuerlichen und verängstigenden) Veränderungspotenzials, das der energetische Wandel der Erde uns Menschen eröffnet.

Für uns ist es die energetisch-mediale Heilarbeit, die uns den Zugang dazu ermöglicht. Und so spüren wir an uns selbst die anhaltende Erweiterung unserer menschlichen Potenziale. Was hinter dieser Entwicklung steht, wird in der esoterischen Literatur seit langem als »Aufstieg der Erde« in ein neues raumzeitliches Dimensionalgefüge beschrieben. Freilich gibt es auch da viele Zerrbilder, doch genau das, der Aufstieg, geschieht seit einigen Jahren und wird anhalten. Wir können auf diesen Hintergrund hier nicht tiefer eingehen und verweisen auf andere Beiträge aus unserem Kreis.[7]

Worum es sich handelt und wie sehr beide Entwicklungen einander widersprechen, wird an unseren Fallbeispielen mehr als deutlich werden. Denn die Spannungen, denen unsere Kinder heute in sich selbst und in ihrem Umfeld ausgesetzt sind, hängen unmittelbar mit diesem Auseinanderdriften der Energien zusammen. Entweder wir stemmen uns in der Erziehung und auch im Heilwesen gegen den Wandel – dann prophezeien wir, dass die Katastrophe ihren Lauf nehmen wird. Oder – besser – wir schalten endlich um.

Umschalten aber heißt: Anders mit den Kindern umgehen, die gekommen sind und kommen werden, um im Prozess der Erneuerung der Erde selbst zu heilen und diesen Prozess zu gestalten. Diese Kinder müssen, um erfolgreich zu sein, keineswegs im alten System konditioniert werden. Denn damit beschwört es letztlich seinen eigenen Untergang herauf bzw. beschleunigt ihn. Nein, diese Kinder brauchen einfühlsame Begleitung, um ihr Potenzial entfalten zu können. Wie aber soll das funktionieren, wenn wir den Wandel von Mensch und Erde nicht wahrnehmen und wahrhaben wollen?

Was um uns herum jenseits der Alltagsnachrichten geschieht, die wir für wesentlich halten, ist wahrhaft revolutionär. Es ist in seinem Potenzial und seiner Dynamik von derart umwälzender Kraft, dass es alles an jüngsten technologischen Revolutionen wie Computertechnik, Internet und Mobilfunk in den Schatten stellen wird. Viele unserer Kinder stehen mitten in diesem Wandel, ja bezeugen ihn durch ihr Sosein. Schauen wir also hin und lernen endlich, worum es geht.

Während wir all dies schreiben, kreisen unsere Gedanken immer wieder um einen der ersten Fälle, der uns die Problematik vor Augen geführt hat:

2007 war das, unsere Praxis in Hannover bestand gerade über ein Jahr, und immer mehr schwierige Kinder wurden uns von verzweifelten Eltern vorgeführt. Einmal ist eine Mutter mit ihrem 8-jährigen Sorgenkind erschienen, wir nennen ihn hier Nico. Extreme Konzentrationsschwierigkeiten in der Schule, zum Glück aber sei er nicht aggressiv, sondern eher zurückhaltend. Beim Arzt habe man einen Fragebogen ausgefüllt, daraufhin habe er die Einnahme von Ritalin empfohlen. Die Eltern haben jedoch Angst, diesen medizinischen Weg zu beschreiten, und greifen nach jedem Strohhalm.

Wir prüfen Nicos Energie. Sie ist sehr gut entwickelt, staut jedoch erheblich im Halsbereich. Eine häufige Konstellation, die sich nach unserer Erfahrung klinisch weder messen noch beheben lässt (leider auch nicht durch alternative Methoden wie Akupunktur), wohl aber mit meist wenigen energetischen Heilschritten.

Noch während der Behandlung bekommt Nico heiße Hände und schwitzt für einige Minuten. Wir machen ihm klar, dass er über eine wunderbare natürliche Heilkraft verfügt, deren Fluss durch energetische Probleme im Körper gebremst war. Nico legt sich erstaunt die Hände auf, dann der fassungslosen Mutter. Damit nicht genug. Wir fragen ihn, ob er manche Dinge wahrnehme, die andere nicht bemerkten? Er schaut uns abschätzend an und schweigt. Also stellen wir Fragen. Nicos Antworten kommen umgehend, und die fast gänzlich aufgelöste Mutter bestätigt, dass er dies alles nicht habe wissen können. Dann beschreibt er noch die Farben der Heilstrahlen, die aus unseren Händen kommen.

Zwei Jahre später: Manches geht noch etwas zäh in Nicos Leben, aber es fließt, nicht nur seine Energie. Er besucht mit Freude unsere neu gegründete Kindergruppe und fragt, ob er jetzt mit zehn Jahren eine Woche bei uns Schulpraktikum machen dürfe. Wir willigen ein und können nur mit Mühe der Betreuungslehrerin erklären, was bei uns geschieht. Schließlich lässt sie sich von Nico und uns behandeln. Nico fragt: »Werner, habe ich alles erwischt?« Ich antworte: »Du schon, aber ich doch bestimmt noch nicht.« Da zeigt er mir treffsicher alle Bereiche, die noch unter unsere Hände gelangen sollten.

Freilich: Nicht alle Kinder mit sogenannter AD(H)S-Diagnose starten gleich eine Heilerkarriere. Aber bei fast allen liegen die energetischen Verhältnisse ähnlich.

Für Elternhäuser, Schule und Medizin sind sie auffällig und oft widerspenstig. Doch: Niemand interessiert sich bei solchen Problemlagen für gestauten Energiefluss oder Medialität. Dazu später. Zunächst wollen wir uns mit der Diagnose auseinandersetzen, die nicht mal eine ist und doch den Leidensweg vieler sensibler Kinder unserer Zeit erst richtig einläutet.

AD(H)S – das kollektive Stigma

Was ist AD(H)S?

Hinsichtlich einer klaren Definition des »Aufmerksamkeitsdefizitsyndroms mit oder ohne Hyperaktivität«, kurz AD(H)S, und seiner Ursachen ist höchste Vorsicht geboten. Denn die Wissenschaft ist von einem großen Diskurs zum Thema AD(H)S geprägt. Auf der einen Seite steht die Fraktion, welche AD(H)S als rein physische Krankheit sieht, genauer gesagt als Störungen der Hirnfunktionen, welche dann AD(H)S auslösen. Auf der anderen Seite steht eine Partei, welche die Symptome der »Krankheit« als Folgen sozialer Einflüsse sieht und demzufolge eine Art psychische Störung annimmt.

Dieser Streit erfordert eine genauere Betrachtung:

Vertreter der medizinisch-genetischen Position sind etliche Ärzte und die Pharmaindustrie – zu guten Teilen vertreten sie offenkundig wirtschaftliche Interessen, wollen die Kundschaft erhalten; einige sind aber durchaus überzeugt von ihrem Vorgehen. Der kritische Punkt ist, dass die Definitionen im DSM 5 und ICD10, wie sie derzeit festgelegt sind, äußerst anfechtbar bleiben.[8] Sie bezeichnen AD(H)S im Sinne der ersteren Fraktion als physisch verursacht.

Diese Definition gilt weltweit offiziell, obwohl noch immer keinerlei hinreichende Beweise für diese Annahme existieren. Außer einigen Fragebögen gibt es keine spezifischen AD(H)S-Diagnosetechniken. Mit EEG (Elektroenzophalografie) und CT (Computertomografie) lässt sich kein krankhafter Befund nachweisen, geschweige denn mit Blut- oder Urinuntersuchungen. Dass die beobachteten Auffälligkeiten in den übererregten Gehirnen der Kinder die Ursache der Störung sind, konnte bisher nicht bewiesen werden.

Wenn Sie sich die im vorangegangenen Kapitel dargelegten Ausführungen DeGrandpres noch einmal vor Augen führen, erkennen Sie vielleicht die Schwierigkeit: Unsere Gehirne verändern sich als Folge von Umwelteinflüssen. Daher können, wie bereits erwähnt, die hirnphysiologischen Auffälligkeiten durchaus Folge der Anpassungen des Gehirns an seine reizgeflutete Umwelt sein.

Tatsächlich wurde bei entsprechenden Untersuchungen nur bei fünf Prozent aller mit AD(H)S diagnostizierten Personen eine Störung im entsprechenden Hirnbereich gefunden. Der medizinische Standpunkt gerät weiter ins Wanken, wenn man beachtet, was für abstruse Diagnosemethoden oftmals verwendet werden.

So wird beispielsweise bei Kindern sehr häufig nach verschiedenen kindestypischen Verhaltensweisen gefragt. Etwa, ob das Kind tierlieb sei, ob es hilfsbereit und sehr phantasievoll beim Spielen sei. Oder ob es krakelig schreibe, von einem emotionalen Extrem ins andere falle und vieles mehr.[9]

DeGrandpre führt hierzu an, dass etliche der mit AD(H)S in Zusammenhang gebrachten Symptome auf mehrere Dutzend andere psychische oder auch genetische Störungen zutreffen und daher eine Diagnose von AD(H)S auf Basis dieser Symptome extrem unsicher sei.[10] AD(H)S selbst weist nur sehr wenige »typische« Symptome auf, von denen viele (wie die oben exemplarisch aufgeführten) sehr kritisch zu sehen sind. Rosemarie Portmann führt an, dass mittlerweile nahezu jedes typisch kindliche Verhalten als Symptom von AD(H)S gedeutet werden kann – und oftmals auch wird.[11]

Allein anhand des kleinen Ausschnittes aus angeblichen Merkmalslisten von AD(H)S-Symptomen in dem Buch von Rosemarie Portmann, den wir unten aufgelistet haben, wird diese Absurdität deutlich. Die Autorin fragt zu Recht: »Welches Kind ist dies nicht?«[12] Diesen Listen und der derzeit offiziellen Definition, wie in DSM4 etwa, folgend, müsste nahezu jedes Kind heutzutage an AD(H)S leiden.

Hier nun der Ausschnitt aus zwei von etlichen Merkmalslisten:[13]

»... nicht nur *extrem unaufmerksam, abgelenkt und gegebenenfalls sehr unruhig sein,* sondern auch

- *alles endlos diskutieren wollen und wie ein Wasserfall reden,*
- *charmant sein,*
- *das Nächste fragen, ohne eine Antwort abgewartet zu haben,*
- *eine raue Schale haben mit einem weichen, empfindsamen Kern,*
- *fröhlich sein – hilfsbereit sein – kaspern,*

- kein Risiko scheuen, Gefahren nicht besonders gut einschätzen können,

- krakelig schreiben - mit Händen und Füßen reden,

- pfiffig sein und neue Dinge erfinden,

- sagen, was man denkt, ohne die Situation zu bedenken, manchmal taktlos sein - schnell über Langeweile klagen,

- schulische Anweisungen überhören,

- sich ständig zu Dingen hingezogen fühlen, die anders und neu sind,

- tierlieb sein, tolle Ideen und Phantasie beim Spielen entwickeln - überempfindlich sein,

- von einem Extrem ins andere fallen können - wütend oder auch sehr weinerlich sein.

»Welche Kinder sind dies nicht!?«

Das fragen auch wir. Würde man alleine diesen wenigen Fragen, zu denen es hunderte ähnlicher gibt, folgen, so müsste man - etwas überspitzt formuliert - annehmen, dass »gesunde« Kinder zum Beispiel ...

- nicht neugierig sind,

- von Geburt an Taktgefühl und alle sozialen Kompetenzen haben oder diese im Alleingang entwickeln,

- keinerlei Freude an Spiel, Phantasie und Neuem haben,

- absolut nicht erfinderisch und zudem phantasielos sind,

- immer ernst und beherrscht, wenig emotional sind.

Demzufolge müsste unsere Gesellschaft bald stagnieren und in Emotionslosigkeit fallen. Hinzu kommt, dass Menschen nun einmal mit Gefühlen geboren werden, nach ihnen leben und handeln. Zudem kommen Menschen nicht mit fertigen sozialen Kompetenzen zur Welt, diese müssen in Kindheit und Jugend erlernt werden. Und Kinder lernen nicht von alleine, sondern durch Interaktion – vor allem durch ihr typisch kindliches Verhalten wie etwa das angeregte Spielen, über welches sie die Welt erfahren.

Folgt man DeGrandpre, so wird deutlich, wie sehr diese anerkannten Definitionen tatsächliche andere Ursachen und Einflüsse verwischen. Als allgemein anerkannte zentrale Symptome von AD(H)S gelten mangelnde Konzentrationsfähigkeit (wie etwa die Unfähigkeit, Aufmerksamkeit zu kontrollieren und auf einen Gegenstand zu zentrieren), Zappeligkeit, Hyperaktivität, Impulsivität und, wie aufgeführt, auch als übermäßig empfundenes kindliches Verhalten.

Als problematisch erweist sich hier, dass oft keine hinreichende Differentialdiagnostik erfolgt. Ein Facharzt benötigt dafür mehrere Stunden. Wie wir im Alltag aber immer wieder erleben und wie Eltern uns berichten, erfolgt die Diagnose in vielen Fällen durch Hausärzte oder pädagogisches Personal. Und zwar anhand von Fragebögen – und in weit weniger als einer Stunde.

Schließlich – und dies bestätigt unsere Beobachtungen, was den Einfluss der heutigen Lebensweise auf die Menschen betrifft – belegt DeGrandpre unter Hinweis auf diverse Studien, dass AD(H)S zuerst ein Phänomen der USA und Europas war und vornehmlich noch immer ist sowie dass diese Störung mit der zunehmenden Beschleunigung und Reizüberflutung unserer Kultur immer häufiger auftritt.[14]

Ruhe und Disziplin sowie Selbstkontrolle sind zwar wichtige Dinge und sollten gelernt werden, jedoch ist die Frage, ob die Grenze für unangepasstes/störendes Verhalten mittlerweile nicht viel zu tief gezogen wird – weil wir im Alltag so gestresst und gehetzt sind, dass unsere Nerven blank liegen und wir einfach nicht weiter belastbar sind.

Das Kernproblem ist also eher der Stress der Erwachsenen: voll berufstätige Eltern, zu große Klassen und Kindergartengruppen, überfordertes Personal in den erzieherischen Berufen, der Druck, sich anzupassen, in Linie zu marschieren. Wie Piero Rossi schreibt: Jemand, der es an die Uni geschafft hat, wird nicht wirklich AD(H)S haben und kann nicht als störend/unangepasst angesehen werden. Gegebenenfalls fallen ihm gewisse Dinge schwerer, aber auch hier gilt dann eher, dass Psychotherapie und Verhaltenstherapie das Mittel der Wahl ein sollten. Solange der Klient in seinem Alltag nicht wirklich eingeschränkt ist und wegen der »Symptome« auf seinem persönlichen Weg, in Ausbildungen u. a. nicht scheitert, ist zu überlegen, ob er überhaupt als »krank« zu bezeichnen ist.[15]

Wie viel Raum lassen wir für individuelle Züge, Charaktere und Temperamente? Warum sind Unaufmerksamkeit, Träumerei und andere Dinge »außerhalb der Norm« oder »krankhaft«, wenn die Betroffenen teilweise nicht einmal darunter leiden oder dennoch erfolgreich durchs Leben gehen?

Stefan: Auch ich sollte angeblich ADS haben, weil ich mich laut meiner Grundschullehrer angeblich nicht konzentrieren konnte. Richtig war: Ich langweilte mich damals in der Schule. Der Unterricht unserer Lehrer war schlicht öde, auch in den Augen meiner Mitschüler. Auch heute fällt es mir schwer, mich auf Dinge zu fokussieren, die mich nicht begeistern. Meine Frau ist regelmäßig fasziniert, dass ich einerseits Skripte wie das für dieses Buch konzentriert stundenlang schreiben kann oder im Kendo-Training oder bei interessanten Themen völlig fokussiert bleibe – jedoch ständig Dinge im Haushalt oder Termine vergesse (»Du weißt schon, dass wir heute Abend bei unseren Freunden eingeladen sind?«), obwohl sie mich mehrfach daran erinnert hat – und ich stets »ja, hab ich auf dem Schirm« sage. Andere Dinge oder Termine, die mein Unterbewusstsein als wichtig einstuft, merke ich mir problemlos. Dazugehörige Ereignisse habe ich noch Jahre später in Erinnerung. Auch Wissen aus Themengebieten, die mich interessieren, sind quasi enzyklopädisch abgespeichert, während alles andere irgendwo in den Tiefen meines Cerebrums verschwindet und nur schwerlich wieder hervorzukramen ist. Die Fähigkeit zur Konzentration ist also grundsätzlich da – nur aktiviert sie sich meist dann, wenn mein Hirn sie als »relevant« einstuft. Ich musste mir mühsam antrainieren, mir im Zusammenleben mit anderen auch Dinge zu merken, die ich unter »irrelevant« abgelegt hatte.

Ein Medikament hätte mir hierbei sicherlich nicht geholfen. Höchstens eines zur Stärkung der Erinnerungsfähigkeit – wobei ja bei den für mich relevanten Themen die Erinnerung sehr gut ist. Auch meine jungen Patienten weisen häufig dieses Muster auf: Die Fähigkeiten sind da. Wenn sie etwas interessiert, sind sie vollkommen ruhig und aufmerksam. Zwar gibt es ein Aufmerksamkeitsdefizit, jedoch entspricht es keineswegs der Art, wie es bei AD(H)S der Fall sein sollte.

Werner: Wenn ich reflektiere, was wir hier gemeinsam schreiben, und Stefans Selbstauskunft lese, dann komme ich zu dem Ergebnis, dass ich in meiner Kindheit und Jugend in den späten 50er- und 60er-Jahren ein »ADHS-Frühchen« gewesen bin. Denn da sehe ich kaum Unterschiede. Damals diagnostizierte man »Vegetative Dystonie« (eine angebliche Bewegungsstörung, deren neurologischer Ursprung in den motorischen Zentren im Gehirn liegt). Da sie in meinem Fall durch das vegetative Nervensystem verursacht sein sollte, gab man mir zeitweise ein Psychopharmakon namens Valium. Zum Glück wurde und wird bei dieser Diagnose auch Meditation und autogenes Training empfohlen. Damit setzte ich Dickkopf mich zu Hause durch. Das war meine Rettung, bevor ich wieder in die Obhut meines geliebten homöopathischen Hausarztes gelangte.

Im Allgemeinen war ich ruhig und in mich gekehrt bei allen Dingen, die mich interessierten, gleich ob es sich dabei um – sehr ungewöhnlich – Gartenarbeit, das Durchstreifen der Wälder oder spannende Wissensbücher und selbstbestimmtes, kreatives Spielen handelte. Alles andere machte mich nervös, provozierte motorische »Ticks«. Mein Augenklimpern wurde als Nervosität betrachtet; heute wissen wir, dass das Zucken, vor allem bei geschlossenen Augen, als Symptom auf Medialität deutet.

Die Schule nervte mich. Schon wenige Tage nach der Einschulung erklärte ich meinen Eltern, dass es nun genug sei. Diese Auffassung änderte sich nicht bis zum Abitur. Wundersamerweise brauchte ich dennoch, wie Stefan, nur 13 Schuljahre. Über meine – wie ich heute verstehe – medialen Wahrnehmungen, Out-of-body-Erfahrungen u. a. zu sprechen, war damals zwecklos, obgleich meine Eltern sehr offen waren. Meditation, Yoga und Homöopathie halfen mir über die Runden.

Fazit: Auffällige Kinder, die man mit Medikamenten anpasst, sind eine zeitlose Erscheinung, als wir heute denken. Nur tritt das Problem in unserer Epoche zweifelsohne breiter in Erscheinung. Und heute wie früher gilt: Eine neurologische Störung wirkt logischerweise immer und nicht nur bei bestimmten Themen, die zufällig denjenigen entsprechen, welche die betreffende Person nicht interessieren. Ein Erwachsener, der als Kind nie Routine in häuslichen Dingen lernen musste, wird sich später weitaus schwerer tun, die vielen kleinen, für andere schon ins Unbewusst-Routinierte übergegangenen Handgriffe zu erledigen bzw. sich ihrer überhaupt zu erinnern. Das Einräumen einer Spülmaschine auf eine Art, dass auch alles sauber wird und nicht kreuz und quer durcheinandergewürfelt ist, wird trotz mehrfacher Anleitung zu einer komplizierten Aufgabe.

Was Portmann und DeGrandpre schon vor über zehn Jahren beklagten, stellt sich heute noch dramatischer dar: Nach dem 2004 erschienenen und bis heute gültigen DSM-5 (Diagnostischer und statistischer Leitfaden psychischer Störungen, fünfte Auflage) ist AD(H)S nunmehr keine »Störung des Sozialverhaltens«, sondern wanderte in die Kategorie »Neurodevelopmental Disorders«, also neurologische Entwicklungsstörungen. Der Psychologe und Therapeut Piero Rossi sieht das kritisch. Das »echte« AD(H)S ist zweifelsohne eine neurologische Störung. Jedoch – wie angesichts der vorherigen Erläuterungen bereits vermutet werden kann – ist der Anteil der diagnostizierten Personen mit dem »echten« AD(H)S relativ gering. So kritisiert auch Rossi, dass die Gefahr fälschlicher Diagnosen steigt, wenn die Differentialdiagnostik übersehen oder ausgelassen wird.

Zitat: DSM-5 behält die 18 Kernsymptome, ergänzt diese aber teilweise. Beispiel: »Hat bei Aufgaben oder Spielen oft Schwierigkeiten, die Aufmerksamkeit längere Zeit aufrechtzuerhalten« wird neu ergänzt mit z. B. »Schwierigkeiten während Vorlesungen, Tagungen, Unterhaltungen, dem Lesen längerer Texte fokussiert zu bleiben.« Kommentar: »Diese Ergänzung bezüglich ADHS ist vollkommen sinnlos. Wer es schulisch so weit bringen konnte, dass er Vorlesungen und Tagungen besuchen kann, leidet mit hoher Wahrscheinlichkeit nicht an einer

ADHS. Außerdem: Auch diese Ergänzung führt über kurz oder lang zu einem ungerechtfertigten Anstieg der ADHS-Diagnosen und somit zu einer Ausweitung des Absatzmarktes für ADHS-Medikamente (Neuroenhancing für unkonzentrierte Akademiker und Fachpersonen in der Fortbildung auf Kosten der Krankenkassen?).«[16]

Hier zeigt sich, dass die Politik der undifferenzierten Klassifikation fortgeführt wird. Wie bereits beschrieben, können die gleichen Symptome auf andere, psychosozial verursachte bzw. neurologische Störungen zurückzuführen sein, welche nicht mit AD(H)S-Medikamenten behandelt werden sollten bzw. können, sondern andere (psychologische) Therapien erfordern. Die Fokussierung auf geldbringende medikamentöse Therapien ist deutlich erkennbar. Auch ist bedenklich, dass ein eindeutiger neurologischer/biologischer Nachweis für AD(H)S immer noch fehlt. Es kann nicht eindeutig belegt werden, ob Veränderungen in der Hirnaktivität Ursache der Krankheit sind oder die Folge von Umweltreizen und heutiger Erlebenswelt, wie DeGrandpre dies annimmt.

Ein Fall zum Thema Ritalin

Werner: Vor einigen Jahren reichte mir ein Kollege einen Fall weiter. Der 14-jährige Junge sehe andauernd einen Regenbogen vor sich und sei irritiert. Ob ich da eine Idee hätte. Als ich mit den Eltern telefonierte, rutschte mir der Satz raus: »Naja, der sieht halt die Engel und die geben ihm Botschaften.« Hörbares Schlucken am anderen Ende der Leitung, aber einen ersten Termin machten sie dann doch. Rolf, so nenne ich ihn mal, war mit Ritalin vollgepumpt und besuchte wegen angeblicher Lernbehinderung eine Sonderschule. Äußerlich wirkte er eher wie ein gerade 10-Jähriger, war zeitweise nicht ansprechbar, dann wieder quicklebendig. Rolf überhäufte mich mit Fragen, immer wieder unterbrochen und ermahnt von seinen Eltern. Da seine Energie gestaut war, verabredeten wir eine Reikieinweihung. Dazu fuhr ich zu der Familie aufs Land. Ich bat die Eltern, mich einige Stunden mit Rolf allein zu lassen.

Als ich ihm erläuterte, wie die Einweihung ablaufen würde, entgegnete er spontan:»Na, wenn du die Zeit so einhältst, sind wir um 11.52 Uhr fertig. Dann können wir vor dem Mittagessen noch spazieren gehen.« Zwischen den Einweihungen unterhielten wir uns entspannt über Rolfs Engelkontakte. Zuerst wehrte er sich, behauptete, er wolle das nicht und vor allem den Regenbogen nicht mehr sehen. Als ich ihm erklärte, dass er mit den Erzengeln Kontakt habe und diese sich immer dann, wenn er sich abwende, die Regenbogenerscheinung manifestierten, schwieg er zuerst. Dann aber erzählte er freimütig, wie die Dialoge mit den Engeln abliefen, an Abenden vor dem Einschlafen, wenn er im Bett lag, aber auch während des Schulunterrichts. Da bekomme er sogar Hinweise, wie er sich am besten verhalten könne. Nein, mit den Eltern wolle und könne er nicht darüber reden.

Dann folgte ein einstündiger Spaziergang in Rolfs Wald, in dem er sich auch sonst allein aufhalten durfte. Rolf war wie verändert, sprach fortwährend über alles, was wir dort antrafen, seine Wahrnehmungen und fragte nach meinen.

Beim Mittagessen gelang es mir, eine Fangfrage zu stellen. Irgendwann kam in Gegenwart der Eltern die unbefangene Antwort, ja, die Engel hätten ihm gestern in der Schule geraten ... Jetzt war es raus.

Nach dem Essen sprach ich allein mit den Eltern und schilderte meine Eindrücke mit Rolf. Die Mutter saß zuerst wie versteinert da, ständig die Sprayflasche an Mund und Nase. Seit Beginn der Ritalin-Karriere ihres Kindes litt sie unter schweren asthmatischen Anfällen und war nervlich am Ende. Beide Eltern schämten sich spürbar für ihren Sohn und machten sich Gedanken darüber, wie das jemals ein »normales« Leben werden könne. Und – das mit den Engeln müsse man jetzt ja wohl auch noch als Wahrheit betrachten?! »Sie beide sind zurzeit kranker als Ihr Sohn«, entgegnete ich. »Und zwar wirklich krank, weil sie unter der Situation leiden. Ich darf keine medizinischen Ratschläge geben. Aber warum stimmen Sie zu, dass die Lebendigkeit und Intelligenz Ihres Sohnes unterdrückt wird? Spüren Sie doch einmal in sich selbst hinein, was Ihnen mehr ausmacht: die Ritalin-Nummer oder die Lebendigkeit Ihres Sohnes? Können nicht alle Beteiligten lernen, damit umzugehen?«

Noch zwei Mal rief Rolf mich sogar selbst an, teilte mit, dass er den Regenbogen nur noch einmal gesehen habe, als er von der Rolle gewesen sei. Sonst rede er angeregt mit den Engeln. Der Kontakt zu Rolf schlief dann leider ein. Mein Gefühl war, dass die Eltern nicht bereit waren, die Ritalin-Therapie abzubrechen. Wenn, dann dürfe man das ja wohl nur ganz, ganz langsam machen, mindestens über einen ebenso langen Zeitraum, wie sie jetzt schon dauere. Das war der Stand der Dinge.

Erfahrungen auf Jugendfreizeiten

Stefan: Über zehn Jahre hinweg begleitete ich viele Jugendfreizeiten als ehrenamtlicher Betreuer. Der Großteil davon fand im Außenlager eines großen Feriencamps statt. Es befand sich ca. 15 Kilometer von diesem entfernt in einer Burgruine. Im Gegensatz zum großen Feriendorf mit festen Hütten, Sporthalle usw. gab es hier nur Zelte, keine Möglichkeit eines lagerinternen Kinos, geschweige denn einer Disko. Nur ein Naturschwimmbad im kleinen Dorf im Tal und die Burg selbst, die wir ganz für uns hatten. Die teilnehmenden Jungen und Mädchen waren, je nach Gruppe, 9 bis 12 oder 11 bis 14 Jahre alt. Also die Altersspanne der beginnenden bis zur voll aktiven Pubertät.

Den Kindern, die fast durchweg aus der Großstadt stammten, fiel der Aufenthalt im Camp die ersten Tage sehr schwer. Nicht so sehr wegen des Zeltens, vielmehr durch die erzwungene Verlangsamung des Alltags. Nicht nur, dass wir, um den Tagesablauf nicht zu stören, Handys, Smartphones, MP3-Player und Spielekonsolen einsammelten und nur abends für eine kurze Zeitspanne ausgaben – es gab inmitten des Mittelgebirges und seiner Wälder auch so gut wie keinen Empfang. Telefonieren mochte vom Burgturm und von einigen Stellen im Hof aus noch gehen, aber ins Internet gehen und bei Facebook reinschauen – Fehlanzeige. Wir waren abgeschnitten von all dem sonst ganz selbstverständlichen, alltäglichen und überall verfügbaren Input.

Trotz etlicher Beschäftigungsangebote waren viele Kinder zunächst unruhig. Verpasste Lieblingssendungen, kaum Steckdosen, so dass nicht alle zugleich ihre Geräte laden konnten, was man alles bei Facebook verpassen würde ... Das Genörgel trieb die Betreuer in den ersten drei Tagen an die Grenze des Wahnsinns. Jedoch – es veränderte sich. Nach und nach wurden die Kinder ruhiger. Wurde anfangs dauernd gefragt, wann wir denn mal einen Ausflug ins Hauptlager zum »Lagerkino« (und besserem Internetempfang) machen würden, hörten diese Fragen schnell auf.

Die Kinder begannen, ihr Umfeld zu entdecken. Es wurde immer mehr miteinander geredet, die Natur erkundet, es wurden spannende Beobachtungen in der Tier- und Pflanzenwelt gemacht. Die ersten Tage wurden die jeden Abend prächtigen Sonnenuntergänge über der traumhaften Landschaft kurz fotografiert, und dann wandten sich die Kinder gelangweilt ab. Später standen sie stundenlang auf dem Burgturm und sahen den sich langsam verändernden Farben am Himmel zu. Immer hörten wir Sätze wie: »Ich habe mir noch nie einen Sonnenuntergang so bewusst angesehen.« Oder auch die Erkenntnis: »Das sieht jeden Abend anders aus, voll schön. Zu Hause achte ich da gar nicht drauf, was um mich herum passiert.«

Nach einer Woche wollten die ersten Kinder ihre Spielekonsolen oder gar die Handys gar nicht mehr. Die Telefonate mit den Eltern verkürzten sich. Die Kinder erzählten allenfalls begeistert von ihren Erlebnissen, wollten dann aber möglichst schnell wieder auf den Turm oder im Wald spielen. Auch trieben sie ihre Eltern nicht mehr dazu, mal ihren Facebook-Account nach Neuigkeiten durchzusehen. Ein Junge fasste es gut zusammen: »Irgendwie unwichtig zu wissen, was meine Kumpels heut gegessen oder welche Filme sie gesehen haben. Schadet mir ja nicht.« Das Gefühl, etwas zu verpassen, ließ nach. Eher wuchs die Erkenntnis: Während wir uns im Internet bewegen, verpassen wir das Leben. Die Falken, die über der Burg kreisten, das morgendliche Singkonzert der Vögel – am Ende der zwei Wochen im Lager wollte kaum ein Kind weg. Der langsame Rhythmus des Tages, obwohl mit vielen Aktivitäten gefüllt, tat ihnen gut.

Gegen sieben Uhr stand der Tischdienst auf und holte die frischen Brötchen, die der örtliche Bäcker am Fuß des Burgberges beim Kiosk abstellte. Gefrühstückt wurde meist erst ab acht oder halb neun. Zuvor standen alle ohne Druck nach und nach auf, räumten ihren Platz im Zelt auf, das Lagerfeuer wurde auf kleine Flamme gebracht, der Tisch gedeckt. Das Frühstück inklusive Abspülen zog sich bis halb zehn. Ab zehn Uhr begannen Spiele, Ausflüge und andere Aktivitäten. Das Mittagessen wurde vom Hauptlager gegen 13 Uhr geliefert, wenn wir nicht selbst in der lagereigenen Küche kochten. Im Anschluss Mittagsruhe bis 15 Uhr. Diese Pause wurde nach den ersten unruhigen Tagen eine feste Größe für die Kinder. Sie sollten entweder schlafen oder sich leise im inneren Burghof beschäftigen, wo ein Betreuer Aufsicht führte. Sie schafften es schnell problemlos, nachdem wir ihnen einige Spiele gezeigt hatten, die man im umliegenden Gelände spielen konnte (von Versteckspielen hin zu »Capture the Flag«).

Am Nachmittag wieder Aktionen, Abendessen um 19 Uhr, danach je nach Wetterlage noch weiteres Spielen und Toben oder ein Lagerfeuerabend. Wurden die dort vorgelesenen alten Märchen und Geschichten anfangs noch als »uncool« abgetan, forderten die Kinder bald geschlossen »noch eins«.

Zwar gab es jeden Tag andere Aktivitäten und Aufgaben, jedoch war der Rhythmus stets der gleiche. Die Kinder hatten zum einen die Möglichkeit, sich zu entfalten, zugleich aber eine Struktur, die auch die Widerspenstigsten relativ rasch annahmen. Zunehmend wurden sie ruhiger und gelassener. Viele unruhige Kinder, darunter auch diagnostizierte AD(H)Sler, zeigten eine Verminderung ihrer Symptome, bis dahin, dass ein ausgemachter Zappelphilipp, der sonst kaum zu halten war, stundenlang ruhig am Lagerfeuer sitzen konnte, ohne wie sonst ständig mit irgendwas beschäftigt zu sein. Für mich war dies immer wieder ein Beleg dafür, wie sehr die Kinder neben Freiräumen auch Struktur, Verlässlichkeit und Ruhe brauchen – und wie gut ihnen diese Dinge tun. Zugleich wurde klar sichtbar, wie sehr das Tempo und der Stress in unserem Alltag die Kinder bis hin zur Störung des Sozialverhaltens verändern.

Kleiner Exkurs zum Schluss: Syndrom (griechisch *syndromé* = das Zusammenlaufen, Zusammenkommen) ist die Bezeichnung für eine Kombination verschiedener Krankheitszeichen, die tatsächlich oder angeblich gleichzeitig auftreten, jedoch nicht nur zufällig. Aus unserer Sicht aber oft sehr wohl zufällig, kommt uns ein solches »Krankheitsbild« heilerisch doch manchmal vor wie eine medizinische Verlegenheitsdiagnose, zumal eingeräumt wird, dass der Kausalzusammenhang diagnostisch nicht (befriedigend) zu klären sei.

Kinder in der Sichtweise
des Geistigen Heilens

Vielen Menschen ist bereits die Begrifflichkeit »Geistiges Heilen« befremdlich. Zur Klarheit beschreiben wir nicht, was *man* darunter versteht, sondern was *wir selbst* damit verbinden und praktizieren. Denn, wie überall in therapeutischen Feldern, gibt es auch hier unterschiedliche Sichtweisen und Verfahren.

Geistiges Heilen ist keine Beschwörung irgendwelcher Geister. Es besteht aus den beiden Komponenten energetisches Heilen und mediales Heilen. Energetisches Heilen bedeutet im geläufigen Sinn »Handauflegen«. Manche Heilerinnen und Heiler übertragen damit ihre Lebensenergie auf andere Menschen, im Regelfall aber handelt es sich um die heilende Weitergabe von wirksameren Energien, die Heilerinnen und Heiler aus der geistigen Welt zu diesem Zweck geschenkt bekommen. Und auch Medialität hat damit zu tun, da wir mit Zustimmung der geistigen Welt Dinge gezeigt und gesagt bekommen, die sich auf Ursachen und Hintergründe von Erkrankungen und Problemen beziehen und u. a. die Grundlage klärender Gespräche während der Behandlungen sind.

Geistiges oder Spirituelles Heilen richtet den Blick also auf das Wechselspiel zwischen Körper und Seele, die inneren (psychischen)

Prozesse und die energetischen Blockaden im feinstofflichen Körper. Daraus resultieren dementsprechend ganz andersartige Behandlungsansätze als in der klinischen Medizin und Psychologie. Die besondere Effizienz besteht im steten Wechsel zwischen heilender Berührung und heilerischem Therapiegespräch.

Wir vertreten die Auffassung, dass die herkömmliche Psychotherapie weitaus effektiver wäre, würde sie das energetische Heilen und das im Geistigen Heilen genutzte Hintergrundwissen zu Einwirkungen auf die Psyche und den Körper sowie deren Wechselspiel berücksichtigen und einsetzen. Unsere Erfahrung zeigt, dass die Coachinggespräche, die wir mit unseren Patienten führen und die über die Jahre zunehmend gesprächstherapeutische Züge annahmen, ungleich besser und tiefer wurden, wenn heilende Energie floss, wir Fragen und Anregungen ganz nach der medial-intuitiven Führung stellten und wir zugleich energetisch an die Traumata der Patienten herangingen.

Bei Kindern zeigen sich hier zwei sehr unterschiedliche Typen von Klientel.

Die einen sind einem Gespräch kaum zugänglich (aufgrund von Schüchternheit, Angst oder wegen ihrer psychischen Belastungen), zeigen aber eine enorme Reaktion auf die energetische Behandlung. Meist verändert sich ihr Befinden bzw. ihr Verhalten in den Tagen nach der Behandlung enorm.

Der zweite Typus ist gut ins Gespräch zu ziehen, zeigt im Regelfall ebenfalls eine hohe Reaktionsfreudigkeit auf die energetische Behandlung. Mit dieser Kindergruppe laufen therapeutische Gespräche und Behandlungen weit schneller und effektiver ab als mit Erwachsenen oder der im Gespräch zurückhaltenden

Gruppe. Gehen wir der Reihe nach vor. Denn die Ursachen für diverse Schwierigkeiten, insbesondere die dieser Kinder, liegen in Faktoren und Begriffen, die weder in der Schulmedizin noch in der Psychologie überhaupt wahrgenommen werden: Karma, energetische Einwirkungen wie Flüche, schwarze Magie, ein energetisch negatives Wohnumfeld. Sie können auch in der Übernahme von Denk- und Verhaltensmustern von Eltern liegen, entweder schon im Mutterleib oder in den ersten Lebensmonaten und -jahren. Ferner sind Traumata zu beachten, die sich nicht nur psychisch, sondern auch energetisch einprägen, daraus entstehende Denk- und Verhaltensweisen sowie belastende emotionale Muster.

Bei der Übernahme von Denk- und Verhaltensmustern der Eltern, entweder schon im Mutterleib oder in den ersten Lebensmonaten und -jahren, fehlt der Aspekt der energetischen bzw. karmischen Übertragung. Traumata prägen sich nicht nur psychisch, sondern auch auf energetischer Ebene ein. Die daraus entstehenden Denk- und Verhaltensweisen sowie belastende emotionale Muster müssen oftmals erst energetisch gelöst werden, bevor eine Therapie effektiv anschlagen kann.

Sie sehen, die Liste ist nicht nur ungewohnt, sondern auch lang. Statt jetzt aber wie ein Lexikon alle Variationen durchzugehen und analytisch zu besprechen, möchten wir die Probleme in den spezifischen Lebensabschnitten anhand von Fallbeispielen aus unserer Praxis darstellen und aufzeigen, wie komplex sich Ursachen untereinander beeinflussen können. Genauso komplex sind die Folgen ihres Einwirkens auf den Menschen und sein (Er-)Leben.

Der Start ins
Licht der Welt

Die Leben vor dem Leben

Zur Zeugung gehören immer drei: Frau, Mann – und Kind. Genauer gesagt eine Seele, die inkarnieren möchte. Diese Geschichte beginnt weitaus früher, als die meisten Menschen denken, nämlich in der geistigen Welt. Verabredungen miteinander für das kommende Leben werden dort getroffen.

Doch halt: Woher wissen wir das? Wie können wir erforschen, was in einer Welt, auf einer Ebene abläuft, deren Existenz von den meisten Menschen in Zweifel gezogen wird? Und vor allem: Sie setzt nicht nur den Glauben an eine geistige Welt, ein Himmelreich voraus, sondern auch die Annahme, ja die Gewissheit, dass so etwas wie die Seelenwanderung existiert, der stete Wechsel zwischen Wiedergeburten und Toden.

Was ist so schwierig an dieser Vorstellung angesichts des jährlich erlebten Wechsels der Jahreszeiten?! Rhythmus bestimmt alles in der Schöpfung.

Dieses Wissen können wir gewinnen aus medialen Wahrnehmungen, aus Erinnerungen, die in uns Menschen zuweilen aufsteigen, an Fertigkeiten, die wir mitbringen. Eine andere Annäherung an diese verdrängten Welten: Rückführungen in vergangene Leben sind therapeutisch erprobt. Bei aller Skepsis gegen hypnotische Methoden, die wir im Geistigen Heilen hegen, möchten wir doch auf die bahnbrechende Arbeit des amerikanischen Hypnotherapeuten Michael Newton verweisen, der unzählige Patienten nicht nur in vergangene Leben zurückgeführt hat, sondern durch ein Zufallserlebnis auf die brillante Idee kam, sie in ihre Zeit zwischen den Inkarnationen zurückzuführen, eben in ihre Aufenthalte in der geistigen Welt. Newtons Arbeit verdanken wir einen tiefen und differenzierten Einblick in eine ganz andere Welt, die uns prägt – von der Geburt unserer Seele, von den Stufe ihrer Entwicklung und Reife über hunderte von Inkarnationen. Wir erfahren etwas über die Vorplanung und Auswertung unserer Leben, den Wechsel zwischen diesen Dimensionen, die Beziehungen zwischen bestimmten Seelen und Seelengruppen. Wer Zeit hat, Mut und Lust, sich dieser ungewohnten Dimension zu stellen, dem sei diese Literatur empfohlen.[17]

Uns kommt es hier darauf an zu verdeutlichen, dass wir niemals als unbeschriebene Blätter in ein neues Leben flattern. Freilich wird im Moment der Geburt vieles von dem ausgelöscht, um Chancen – nicht nur des Kindes – zu erhöhen, sondern auch um selbst gestellte Aufgaben zu lösen.

Unerfüllter Kinderwunsch oder ungewollte Schwangerschaft

Wie ein Kind ins Leben startet, entscheidet sich vor der Geburt, meist sogar vor der Zeugung. Etwa dann, wenn es schon mit der

Zeugung selbst nicht klappt. Dann gibt es Operationen, künstliche Befruchtungen – oft genug die ärztliche Mitteilung, dass beides nicht möglich sei, an welchem Partner es auch immer liegt. So wird schon der Kinderwunsch allein zu Stress – wenn er denn überhaupt ehrlich ist und bei beiden Partnern besteht. Zu unserer eigenen, anfänglichen Überraschung können wir in recht vielen Fällen mit Methoden energetisch-medialen Heilens das medizinisch Unvorstellbare herbeiführen. Freilich klappt es nicht immer, aber drücken wir es mal so aus: Wir mussten schon einige mehr oder minder ernst gemeinte Patenschaftsanträge glücklicher Eltern ablehnen.

Schwierig wird es, wenn Kinder unerwünscht geboren werden oder sich Elternteile ihrer Ablehnung nicht bewusst sind. Das Signal »Ich bin nicht gewollt« gräbt sich tief in den Emotionalkörper eines Kindes ein und macht ihm ein Leben lang zu schaffen. Wie oft müssen wir heilerisch derartige (Selbst-)Programmierungen lösen, die bereits aus der Schwangerschaft resultieren können. Die Seelenenergie, die mit dem Embryo verbunden ist, kriegt alles mit, was gefühlt und gesprochen wird. Und überhaupt sollten Sie sich bewusst machen, dass Ihre Kinder sehr fein Verhaltensweisen und Aussagen deuten und für sich bewerten können – übrigens viel früher, als Sie glauben. Mit dieser Aussage wollen wir nicht ängstigen, sondern im Gegenteil dazu ermutigen, die Seele von Herzen zu begrüßen, die da zu Ihnen kommt, mit ihr in Kontakt zu treten.

Auch Fehlgeburten beeinträchtigen Eltern sehr stark, insbesondere stressen sie die Mütter. Druck und Verzweiflung steigen, und klappt es dann endlich einmal, tragen Ängste und Nervosität ihren Teil zur Verunsicherung des Kindes bei. Mit vorgeburtlichen Behandlungen und Gesprächen können wir vieles lindern und mindern. Und auch Klarheit und Ehrlichkeit schaffen, denn manchmal ist der Kinderwunsch nur Einbildung oder steht im Zusammenhang mit dem Versuch, eine unrettbare Beziehung zu retten oder sich selbst mit der Fürsorge für ein Kind um zentrale Aufgaben des eigenen Lebens zu drücken.

Schwangerschaftsbeschwerden durch karmische Belastungen

Werner: Eine befreundete Fachärztin für Gynäkologie kommt mit starken Schwangerschaftsbeschwerden zu mir. Ihr Mann, Anästhesist, für den wir einen OP-Saal geomantisch entstört hatten, hatte sie ermuntert. Ich sage ihr, das ungeborene Kind bringe im Grunde gute Energie mit und vermutlich sogar eine mediale Begabung. Ungläubige, erstaunte Blicke. Dann füge ich hinzu, dass es aus früheren Leben aber starke karmische Belastungen mit sich trage, die als negative Ströme in der Seelenenergie und der Aura wirksam würden und jetzt diese Resonanz in ihrem Unterleib auslösten. Ich lege die Hände auf den Unterleib. »Es wird heiß«, sagt die Patientin, »sehr heiß.« Dann zuckt es heftig durch den ganzen Körper und das rechte Bein zappelt einen Moment in der Luft, sodass ich selbst etwas erschrecke. Danach ist Ruhe. Die Ärztin atmet tief durch. Tage später erfahren wir, dass es Mutter und Kind gut gehe, keine Spur mehr von Schwangerschaftsbeschwerden.

Als das Arztehepaar vier Jahre später in die Praxis kommt, um sich medial beraten zu lassen, gibt der unter dem Tisch spielende Junge plötzlich eine Antwort, noch bevor ich selbst dieselbe Antwort hätte geben können. »Das hat mir Ummi (Spitzname seines Geistführers, mit dem er in Kontakt steht) doch schon mal gesagt!« Wir schauen uns an, leise nickend und lachend.

Es ist gut, wenn ein Kind so selbstverständlich aufwachsen darf mit seiner medialen Begabung. Dem Fallbeispiel ist kaum eine weitere Erläuterung hinzuzufügen. Festzuhalten bleibt, dass heilerische Hilfe bei Schwangerschaftsbeschwerden zu gut 90 Prozent mit karmischen Belastungen zu tun hat, ob sich Betroffene mit diesem Gedanken abfinden möchten oder eben nicht. Wenn Sie die Fakten akzeptieren und wahrhaft »sprechen« lassen, erleichtern Sie Ihrem Kind das Leben und lernen selbst viel dazu.

Die Geburt – programmgemäßer Begrüßungsschock

Die Geburt ist für viele Mütter und ihre Kinder heute alles andere als ein angenehmes Erlebnis und mit ängstlichen Erwartungen verknüpft. Im Vordergrund steht für viele Frauen die eigene Schmerzlinderung und der Anspruch an die Medizin, eine leichte Geburt zu gewährleisten, notfalls doch lieber Nachhilfe und ein Kaiserschnitt. Umgekehrt berichten uns Mütter, die bewusst auf schmerzlindernde Mittel oder einen Dammschnitt verzichten wollten, dass sie während der Geburt regelrecht dazu genötigt worden seien.

Unsere Erfahrung zeigt, dass sich durch diese erste Gewaltanwendung im Leben sowohl für das Kind als auch für die Mutter ganz erhebliche Gefahren ergeben. Zunächst schon aus dem Umfeld: Da Krankenhäuser und andere Geburtseinrichtungen in aller

Regel nicht geomantisch entstört sind, drohen sogenannte postoperative Depressionen bei den Müttern (als »Wochenbettdepression« geläufig) und auch eine Aufnahme von Fremdenergien durch die Aura der Kinder, die sich manchmal erst Jahre später plötzlich auswirken. Durch geomantische Entstörungsmaßnahmen im Auftrag einiger dafür offener Ärztinnen und Ärzten wissen wir, dass wir derartige depressive Folgen verhindern könn(t)en. In vielen Fällen schon mussten wir bei Mutter und Kind solche Besetzungen energetisch entfernen – in einigen Fällen sehr spät und nach monatelangem Aufenthalt der Mutter in der Psychiatrie. Heilerische Begleitung bei der Geburt ist in unserem Medizinsystem nun mal nicht vorgesehen.

Frauen, die sich ohne tatsächliche Notfallsituation zu Operationen unter der Geburt entscheiden – das beginnt in vielen Kliniken mit dem meist schon serienmäßigen Dammschnitt –, sollten sich bewusst machen, dass sie, nur um Wehenschmerzen zu vermeiden, unnötige Risiken eingehen. Immer wieder erweist es sich, wie wir auch aus eigener Erfahrung wissen, als sinnvoll, wenn Frauen sich nicht allein in Geburtskliniken oder -abteilungen begeben, sondern in Begleitung ihrer Partner oder Vertrauenspersonen. Manches ärztliche Handeln kann dann auch unter Zeitdruck noch hinterfragt und die Entscheidungshoheit Betroffener gesichert werden.

Um auch hier Missverständnisse auszuschließen: Natürlich ist uns bewusst, dass die Frau und nicht der Mann den Wehenschmerz aushalten muss, dass es zuweilen medizinisch ratsam ist, den Kaiserschnitt zu vollziehen. Es mangelt uns hier nicht an Verständnis für eine Frau, die Angst vor dem Schmerz hat. Doch stehen, wie gezeigt, ebenso das Verständnis für das Kind, die Natur und ihre Abläufe und die Folgen von (nicht notwendigen) Eingriffen in die Natur im Raum.

Soll die Geburt nicht das erste prägende Negativerlebnis eines Kindes werden, dann sind Veränderungen angesagt, beginnend beim Verhalten und bei den Erwartungen der Eltern. Auch die Medizin richtet sich nach einem Markt, nach Moden, die sie teils sogar selbst produziert.

Natürlich gibt es andere Modelle, und sie werden auch von manchen Eltern gesucht. Was alles möglich ist, wenn Frauen ein Gefühl für ihren Körper und das in ihnen heranwachsende Kind entwickeln, zeigt die Schweizerin Nadine Simone Wenger, die sogar Alleingeburten wagte. Werner und seine Frau Anne haben die Wengers und ihre Kinder auf einem Autorentreffen kennenlernen dürfen, ihre tiefe Entspanntheit, Lebendigkeit, Lebensfreude und ihr ausgeprägtes Grundvertrauen. Es führt zu weit, uns hier weiter mit Fragen der Geburt zu befassen. Aber mit Nachdruck sei gesagt, dass manches Drama hier seinen Anfang nimmt – für Kinder und Eltern.[18]

Angstmache prägt in den meisten Fällen die weitere medizinische »Begleitung« eines Kindes, wenn es schon um die Geburt herum Probleme gab. Wir meinen nicht einmal Frühgeburt und Frühchen. Nein, man muss auch schon länger im Krankenhaus verweilen und ein Kind muss mehr über sich ergehen lassen, wenn es auffallend groß und schwer ist ...

Weiter geht es bei den Untersuchungen. Da herrscht eine Ärztin die entsetzte Mutter an, es sei ja schön und gut, wenn das Kind schon durchschlafe. Doch sei es nicht völlig verantwortungslos, deshalb im Nebenzimmer zu schlafen?! Ob sie schon einmal etwas vom plötzlichen Kindstod gehört habe und was sie sich denn vorwerfen würde, wenn der in ihrer Abwesenheit eintrete?! Jeder Kommentar überflüssig.

Es führt zu weit, uns hier mit Kriterien für Untersuchungen der Kleinkinder zu befassen. Aus heilerischer Sicht festzuhalten bleibt, dass vieles in diesem Stadium nicht gelöst wird, was Kind und Mutter nachhaltig psychisch belasten kann.

Ein Beispiel aber für körperliche Belastungen: Obwohl beispielsweise auf Hüftdysplasie geachtet wird (Fehlbildung der Hüftgelenkspfanne), werden einfache Fehlstellungen überhaupt nicht beachtet; sie wären aber auch medizinisch kaum zu behandeln. Uns fällt auf, dass nahezu alle Menschen – auch Kinder – Beckenschiefstände haben. Lockert man die Beine und hält die Fersen nebeneinander, dann gibt es Längenunterschiede der Beine zwischen 1 bis 4 Zentimetern, nicht selten sogar mehr. Das nachhaltig auszugleichen, ist, bei ausreichender Heilenergie, ein heilerisch vergleichsweise einfacher Vorgang und in unserem Praxisalltag eher Nebensache. Geschieht dies nicht, ist der Schiefstand nach unserer Erfahrung Ursache vieler Haltungs- und Wirbelsäulenschäden, bis hin zur Verformung des Kiefers. Aus längerer Zusammenarbeit mit einer Kieferorthopädin wissen wir, wie unsinnig es ist, mit der Kieferkorrektur Fehlbildungen auszugleichen, die ihre Ursache wenigstens zu Teilen in unkorrigierten Beckenschiefständen und ihren Folgen für den Bewegungsapparat haben. Physiologische und heilerische Behandlung in Kombination bringen oftmals enorme Veränderungen hervor.

Mediales Erleben
bei Kindern

Medialität ist für Kinder und Erwachsene oft eine Belastung, führt zu Ängsten und Verdrängung. Den »bösen Blick« zu haben, wie es in England heißt, also andere Menschen zu durchschauen, ihre Körper, ihre Befindlichkeit, wird zumindest als Sonderfall betrachtet. Genau genommen ist das aber ein Geschenk, von Geburt an mitgegeben. Wie oft schaut ein Kleinkind scheinbar an uns vorbei, umkreist mit wachem Blick unseren feststofflichen Körper und betrachtet ganz offenkundig das Farbenspiel unserer Aura! Wir spielen manchmal gern mit und verändern die Energien, beispielsweise um unseren Kopf herum. Dann ernten wir verwunderte Blicke, lösen Lachen aus, zuweilen auch Erschrecken. Immer mehr Säuglinge und Kleinkinder mit medialer Wahrnehmung kommen zu uns – und leider in eine Gesellschaft, die damit mehrheitlich nicht umzugehen weiß. Das war nicht immer so, auch nicht in jüngerer Vergangenheit. In vielen Gegenden war es nicht nur üblich, Rutengänger bei Baumaßnahmen oder zur Wahl des Schlafplatzes zurate zu ziehen, sondern man kannte auch oft zurückgezogen lebende Frauen und Männer, die Warzen und Gürtelrosen »besprechen« konnten oder gar mehr. Und wie viele Menschen berichten uns, dass sie ihre Kinder mit Handauflegen beruhigen und ihrem Partner die Kopfschmerzen »wegmachen« können ... Tragen Sie zum Wohle Ihrer Kinder und unser aller Wohl dazu bei, Medialität und natürliche Heilkraft wieder »gesellschaftsfähig« zu machen. Entdecken Sie solche Kräfte bei sich selbst und an Ihren Kindern, so unterschiedlich sie auch ausgeprägt sein mögen.

Angsterleben durch bedrohliche Wesenheiten

Viele Eltern oder besorgte Großeltern, die ihre Enkel oft zu Gast haben, wenden sich an uns, weil die Kinder unruhig schlafen, oft schreien und hochfahren, zu Eltern oder Großeltern ins Bett kriechen, immer mit Licht schlafen wollen, mit großer Angst einschlafen und Albträume haben. Solange und sofern Kinder selbst sich überhaupt dazu äußern, sprechen sie häufig von Wesenheiten, die sie erschrecken oder gar angreifen. »Mutti, dieser Mann war wieder da ...« Diese Berichte nähren die Zweifel vieler Eltern an den Aussagen ihrer Kinder und ängstigen sie zugleich. Manche psychiatrische Karriere unserer Kinder beginnt an dieser Schwelle.

Wir raten allen Eltern: Glaubt euren Kindern, auch wenn sie älter werden. Wen können Ihre Kinder sehen? Haben Sie den Mut und sprechen Sie mit ihnen darüber!

Im besten Falle sind es erdgebundene Seelen, mit denen Ihre Kinder sprechen oder vor denen sie sich ängstigen. Vor der Seelenenergie Verstorbener also, die sich als »Gespenster« in ihrer körperlichen Gestalt manifestieren, unsichtbar für nichtmediale Menschen. Sie haben es verpasst, ins Licht zu wechseln, in die geistige Welt, halten sich hier auf aus Verwirrung oder in der Auffassung, noch etwas regeln zu müssen. Oft werden sie auch von trauernden Menschen auf unserer Ebene festgehalten. Lassen Sie sich von Ihren Kindern beschreiben, wer da ist. Bitten Sie gemeinsam mit Ihnen, dass diesen armen Seelen Hilfe zukommt, damit sie gehen können. Oder holen Sie sich heilerische Hilfe.

Meist aber erschrecken sich Ihre Kinder über sich menschenähnlich manifestierende Wesenheiten, die uns zu schädigen trachten und auch als sogenannte Besetzungen oder Fremdenergien in unsere Aura und somit in unseren Körper gelangen können.

Diese unfreundlichen und aggressiven Wesenheiten können sich nur dort ungehindert bewegen, wo die Erde krank ist. Und das betrifft keineswegs nur die Umweltbelastungen und Eingriffe, an die Sie jetzt denken. Krank ist die Erde in besonderem Maße auf der energetischen Ebene. In beiden Fällen kann eine geomantische Entstörung von Flächen und Gebäuden Abhilfe schaffen. Was ist das?

Abhilfe durch geomantische Entstörung

Störende Besucher auf der »anderen Seite« können sich nur dort bewegen, wo unsere Erde krankhafte energetische Strukturen aufweist. Wieso aber ist die Erde energetisch krank? Was hat das mit dem Stress unserer Kinder zu tun? Und wie ist dieses Problem lösbar?

Sicherlich haben Sie schon einmal von Rutengängern gehört. Menschen, die geeignete Orte für Brunnen suchen, die aber auch in der Lage sind, energetische Störungen aufzufinden, vielleicht sogar zu beheben. Mit den energetischen Veränderungen, die wir beschrieben haben, gibt es jetzt auch solche »Geomanten«, die Ihr Wohnumfeld wirksam entstören und so Ihre Kinder, aber auch Sie selbst von vielen energetischen Beeinträchtigungen befreien können.

In den meisten Siedlungen und keineswegs nur in Städten ist das Energiefeld der Erde heftig gestört. Das geschieht durch linksdrehende, d. h. Energie abziehende Wasseradern, durch Störungen im Meridianfeld der Erde, durch Verwerfungen, Elektrosmog und andere Faktoren, auf die wir hier nicht näher eingehen können. Da aber die Geomantie seit der Freigabe des Geistigen Heilens eine unserer wichtigsten heilerischen Disziplinen ist, verweisen wir zum tieferen Verständnis und zur Kontaktaufnahme mit gut ausgebildeten Geomantinnen und Geomanten gern auf unsere Website und die Veröffentlichung zu der von uns begründeten »Neuen Geomantie«.[19]

Alle Menschen reagieren in ihrem Schlafverhalten, aber auch allgemein gesundheitlich auf geomantische Störungen. Verschiedene jüngere Erhebungen belegen beispielsweise, dass statistisch jeder dritte Mensch an Schlafproblemen leidet. Bestimmte Störungskombinationen lösen beispielsweise auch Krebs aus oder begünstigen ihn und sonstige chronische Erkrankungen. Wissenschaftlich wird natürlich auch dieser Zusammenhang bestritten. Doch unsere Praxiserfahrung lehrt anderes, auch wenn Messgeräte hier einmal mehr überfordert sind.

Bei Haus- und Wohnungsentstörungen können wir den erstaunten Eltern meist genau beschreiben, wo sich ihre Kinder in den Betten aufhalten, aus welchen Zonen sie sich nach Möglichkeit zurückziehen oder warum sie es an ihren Schlafplätzen überhaupt nicht aushalten. Sie weichen dabei nach einem ganz bestimmten Muster den Störzonen aus. Deren Vorhandensein ist aber auch die Ursache für die Verbreitung der schon benannten negativen

Wesenheiten, die Kinder erschrecken und sogar angreifen. Fast alle Kinder, zumindest im Vorschulalter, nehmen das wahr, sind verängstigt und irritiert. Viele trauen sich nicht, darüber zu reden, und denen, die es tun, wird kein Glaube geschenkt.

Werner: Ich entstöre ein Haus im Raum Mainz. Im Kinderzimmer sage ich, ohne mir dabei etwas zu denken, dass ich ein paar schräge Gesellen einfangen und von dieser Erde schicken müsse. Die Eltern sehen sich fragend an, dann mich. Sie erbitten eine Beschreibung dieser Wesenheiten. Überrascht holen sie einige Zeichnungen ihrer dreijährigen Tochter aus dem Schrank, die meiner Wahrnehmung und meiner Beschreibung der dort vorgefundenen Wesenheit genau entsprechen. »Wir haben das nie geglaubt, obgleich unsere Tochter uns das hier mehrfach gezeigt und beschrieben hat ...« Eine Woche darauf erhalte ich einen Anruf des beglückten Vaters. »Wir schlafen alle sehr gut, fühlen uns morgens gestärkt und ausgeruht, brauchen sogar weniger Schlaf. Und unsere Tochter kommt nachts nicht mehr schreiend zu uns rüber. Diese blöden Männer seien nicht mehr da, sagt sie auch.«

In fast allen Fällen lösen wir mit einer Wohnungs- oder Hausentstörung nicht nur die Schlafprobleme. Ein hohes Energiepotenzial, das wir mit unserer Methode mentaler Entstörung erreichen, trägt auch dazu bei, Ruhe und Entspannung ins Familien- und Berufsleben zu bringen. Insbesondere bei Kindern legen sich Nervosität und Aggressivität. Entstörungen ersetzen keine Behandlungen, umgekehrt aber garantieren sie deren Erfolge. Denn ebenso wie bei schweren Erkrankungen können energetisch-mediale Behandlungen von Kindern ohne nachhaltige Wirkung bleiben, wenn sie zu Hause in einem geomantisch stark gestörten Umfeld leben, das ihnen Energie raubt und zumindest zur Schlafenszeit schreckliche mediale Erlebnisse beschert. Immer mehr

Kinder haben solche medialen Schockerlebnisse auch tagsüber, da sie alle möglichen Wesenheiten wahrnehmen und – da niemand mit ihnen darüber redet – nicht auseinanderhalten können, welche es gut mit ihnen meinen oder ihnen Schaden zufügen wollen. Entstörungen und Energetisierungen des Wohn- und Arbeitsumfeldes beseitigen nicht nur extreme Müdigkeit oder umgekehrt Schlaflosigkeit, sondern tragen spürbar dazu bei, dass Gereiztheit und Aggressivität im Zusammenleben schwinden.

Der Vollständigkeit halber sei gesagt, dass alle geomantischen und vergleichbaren Entstörungsmethoden, die am Markt angeboten werden, wissenschaftlich nicht nur hinterfragt und angefeindet werden, sondern dass solche Angebote auch von Menschen gerichtlich abgemahnt werden, die auf diese Weise ihr Geld verdienen. »Erdstrahlen« sind wissenschaftlich nun mal nicht nachweisbar. Wir haben Sie also ordnungsgemäß darauf hingewiesen. Und: Lassen Sie sich nicht meist sehr teure, aber wirkungslose Entstörmatten oder -geräte andrehen.

Wenn wir schon bei diesem Thema sind: Auch Krankenhäuser, Kitas oder Schulen sind ganz häufig Orte mit geradezu gruseliger Energie. Und auch das ist keineswegs die Folge dortiger Vorgänge zwischen Menschen, ihren Ängsten und Aggressionen, sondern umgekehrt: Negative Emotionen werden durch geomantische Störungen erheblich verstärkt, wenn nicht sogar erst hervorgerufen.

Wir machen uns keine Illusionen darüber, dass Träger solcher Einrichtungen geomantische Entstörungs- und Energetisierungsmaßnahmen in der Mehrzahl als esoterischen Quatsch abtun. Dort aber, wo sich Menschen dem gegenüber offen gezeigt haben, gibt es auffällige Veränderungen. Beispielsweise das Ausbleiben von postoperativen Depressionen, eine friedlichere Atmosphäre in Bildungseinrichtungen, weniger Stress und Ermüdungserscheinungen beim Personal. Neue Wege erfordern Mut, auch dazu zu stehen. Und so neu, unerprobt und unerklärlich ist das »Rutengehen« nicht. Rutengänger haben schon erfolgreich Bodenschätze geortet, lange bevor es Geologen gab.

Im Land der Zwerge, Elfen und Feen

Werner: Ich bin zu Gast bei Freunden, die mir zuvor von medialen Wahrnehmung ihrer beiden Söhne (4 und 6 Jahre) erzählt haben. »Die wollen dich prüfen«, sagt meine Freundin. »Sei auf den Überfall gefasst.« Als ich kurz darauf allein im Wohnzimmer auf das Essen warte, schlagen sie auf. Kichernd, verlegen, bis der Älteste dann fragt, wie denn der Troll im Garten aussehe, der sich immer am Apfelbaum aufhalte. Da ich nicht in den Garten sehen kann, erhalte ich eine Bildprojektion dieses Wesens und traue meiner medialen Wahrnehmung selbst nicht. Vor mir steht ein etwa 60 cm großes, etwas grimmig blickendes Wesen mit mehrfarbiger, greller Punkfrisur. Ich beschreibe den Troll und frage: »Meint ihr den?« Die beiden Jungen stürmen kichernd und nickend aus dem Zimmer. Von da an war ich ihr Spezialist zur Bestätigung medialer Erlebnisse.

Eine hilfreiche Grundhaltung nehmen Sie als Eltern oder Großeltern ein, wenn Sie akzeptieren lernen, dass fast alles tatsächlich existiert, was Ihnen selbst und Ihren Kindern in Märchen begegnet. Mit diesem Satz muten wir Ihnen schon wieder viel zu. Aber wir selbst sehen Zwerge, Elfen, Feen, Engel und andere Wesenheiten, kommunizieren mit ihnen, lernen von ihnen und kooperieren beispielsweise in der Erdheilung.

Warum sehen meist nur Kinder in diese parallele Welt, werden Sie fragen? Und warum wir, aber Sie vermutlich nicht?

Haben Sie sich aber schon mal gefragt, ob all diese Wesenheiten weltweit mehr sein könnten als nur eine Erfindung von Märchenerzählern? Und wie diese darauf kommen, sie unabhängig voneinander in ihre Erzählungen einzubinden? Alles nur Fantasy?

Die meisten Kinder sind von ihrer Geburt bis zum 7. Lebensjahr energetisch so offen und fühlig, dass ihre Sinne Ebenen wahrnehmen, die auf einem anderen Potenzial »neben« der von uns sichtbaren Ebene liegen. Ihre Augen beispielsweise reichen weiter hinein in das Lichtspektrum. Menschen, die ihre Medialität behalten, nehmen auch andere feinstoffliche Ebenen wahr, gleich ob es sich dabei um Wesenheiten aus der geistigen Welt oder dem Naturreich handelt. Zugleich gibt es mediale Projektionen, die als Bilder wahrgenommen werden. Die Kommunikation mit anderen Wesenheiten verläuft auch über das Stimmenhören, innere Stimmen oder Gedankenübertragung, immer in der jeweiligen Sprache, die in diesem Leben erlernt wurde. Mediale Menschen können sich potenziell mit allen Wesenheiten austauschen, mit Geistwesen, Naturwesen, entfernt wohnenden Menschen, Verstorbenen, Tieren, Pflanzen ...

Für Erwachsene ist eine solche Rückverbindung auch wieder erlernbar, was Sie bei Bedarf in unseren Channeling-Workshops selbst erproben können. Wir freuen uns auf Ihre überraschten Gesichter.

Wenn Sie Ihre Kinder ganz offen nach medialen Erlebnissen fragen, dann fassen sie Vertrauen und offenbaren Ihnen ihre Kontakte. Das ist auch insofern erstrebenswert, als sich unterdrückte Medialität ansonsten in Bereiche verlagern kann, in denen sie sich auf kriminelle Vorgänge oder Unglücke richtet, was Kinder umso mehr verschreckt und verstört. Dann kommt es vor, dass Kinder weinend zu ihren Eltern laufen und berichten, dass da gerade jemand auf der Autobahn stirbt oder sich ein Stadtstreicher verletzt, dem man am Vortag begegnet ist ... Auch wenn Medialität im Erwachsenenalter wiederkehrt, kann eine solche Ausrichtung erfolgen. Werner sah in den 1990er-Jahren eine Zeit lang Unglücke voraus, vor allem Zugunglücke, da er oft mit der Bahn fährt.

Besser also, Ihr Kind spricht mit Engeln, Zwergen und Elfen. Oder?

Wir kennen Kleinkinder, die ihre Eltern hervorragend medial beraten, weil sie mit Engeln oder ihren Geistführern (Menschen, die nicht wiedergeboren werden müssen und andere in einem Leben als Lichtwesen begleiten) in medialem Kontakt stehen. Schmunzeln müssen wir freilich manchmal, wenn uns die Eltern anrufen, weil ihnen eine Durchsage nicht plausibel, sondern verdächtig erscheint. Denn die kleinen Medien nutzen ihre Begabung schon mal ganz nach ihren Wünschen. Dann telefonieren wir freundlich mit den Kleinen und schlagen ihnen vor, wahrhaftig zu bleiben.

Kinderkrankheiten und Impfterror

Das Geschäft mit der Angst überwinden

Spätestens jetzt berühren wir Themen, an denen sich die sprichwörtlichen Geister scheiden, bei denen – beispielsweise in den sogenannten »sozialen« Medien – die Emotionen hochkochen und die Schwelle zur Aggression überschreiten. Über den Umgang mit Kinderkrankheiten und mit Impfungen gibt es grundverschiedene Auffassungen. Sie kennzeichnen aber auch den Scheideweg, an dem alle Eltern unversehens stehen, wenn sie sich grundlegend entschließen müssen, was sie ihren Kindern und sich selbst zumuten wollen. Wir selbst haben eine klare Meinung dazu, geprägt aus eigenem Erleben über mehrere Familiengenerationen hinweg. Und das Recht auf freie Meinungsäußerung dazu lassen wir uns auch an dieser Stelle nicht nehmen.

Mit der juristischen Keule kämpfen in diesem Lande ganz schnell diejenigen, die den herkömmlichen Medizinbetrieb verteidigen gegen die aus ihrer Sicht unwissenschaftlichen und unverantwortlichen Auswüchse der Scharlatanerie: bedeutende Gruppen der Ärzteschaft und ihrer Funktionäre in Kammern und Verbänden, die Pharmaindustrie und ihre Gewerkschaften, letztlich die vom doppelten Lobbyismus geprägten Gesundheitspolitiker. Vor diesem streitbaren Hintergrund einleitend einige Anmerkungen zum Verhältnis von Medizinbetrieb und Geistigem Heilen.

Wir Heilerinnen und Heiler müssen alle Patienten unmissverständlich und am besten gegen Unterschrift darüber aufklären, dass wir keine Ärzte oder Heilpraktiker sind (falls wir nicht beides zugleich sind) und dass ein Besuch bei uns nicht Behandlungen durch eben diese Berufsgruppen ersetzt, die auf gesetzlicher Grundlage befugt sind, Heilkunde auszuüben. Wir dürfen keine klinischen Diagnosen stellen und auch nicht in ärztliche Therapien hineinreden. Das ist die Auflage, unter der das Bundesverfassungsgericht 2004 das Geistige Heilen in Deutschland freigegeben hat.

Auch wenn wir durch diese Definition nicht zum Medizinbetrieb gehören und das unter derzeitigen Umständen auch nicht unbedingt wollen, wurde hier die Berufsfreiheit höher gewichtet als die bis dahin vertretene Auffassung, medial und energetisch begabte Menschen seien grundsätzlich eine »Gefahr für die Volksgesundheit« (mit dieser Formulierung beleidigt man Menschen, die durch die Heilpraktikerprüfung fallen – was serienmäßig programmiert zu sein scheint).

Dies alles möge Ihnen bewusst sein, wenn wir nun wiedergeben, welche Erfahrungen und Beobachtungen wir hinsichtlich medizinischer Einwirkungen auf Säuglinge, Kleinkinder und Jugendliche machen.

Nicht wir sind es, sondern unser sogenanntes »Gesundheitswesen«, das sich Erziehenden gegenüber entmündigend und Angst einflößend verhält mit der Folge, dass viele Eltern gegen Gefühl und Verstand in Therapien einwilligen, die in vielen Fällen zu schlimmeren (Dauer-)Beschwerden führen als zuvor der Behandlungsgrund. Im Übrigen mögen Päpstinnen und Päpste in Weiß nicht so tun, als repräsentierten sie einheitliche Grundüberzeugungen. Das trifft weder für Therapien zu noch für das Verständnis von Heilung generell. Es gibt auch die »andere« Medizin, die sich von einem geradezu sektenförmig argumentierenden und agierenden Mainstream oft genug mehr diskreditiert als nur belächelt sieht.

Selbst innerhalb der Ärzteschaft begegnen uns immer mehr solche, die alternativen Behandlungsmethoden sehr offen gegenüberstehen, ihr eigenes System anzweifeln und versuchen, entsprechend zu arbeiten – oft gegen erhebliche Widerstände des Gesundheitssystems und ihrer Kollegen.

Patienten haben meist keine Wahlfreiheit, wenn sie auf Kassenleistungen angewiesen sind. Auch alternative Therapien wie Homöopathie werden – wenn überhaupt und ohne Zusatzversicherung – nur bis zu Grenzen bezuschusst, die gerade einmal die Kosten einer Erstanamnese decken. Dafür wendet ein Homöopath aber deutlich mehr Zeit auf als andere Mediziner für ihre Untersuchungen, die dafür aber um ein Vielfaches teurer sind.

Den deutschen Medizinbetrieb erleben wir in unserer Arbeit als mehrheitlich knallhartes Geschäftsgebaren, das sich die verständliche Angst erkrankter Menschen zunutze macht und sie geradezu gnadenlos ausweidet. Die Belege dafür aus eigener Erfahrung sowie aus der unserer Patienten würden ein dickes Buch füllen, allein über Formen der Krebstherapie und die Mühlen, in die Menschen dort geraten.

Genug davon. Auch in Deutschland gibt es, wie bereits erwähnt, Ärztinnen und Ärzte, Heilpraktikerinnen und Heilpraktiker, die gern und eng mit Heilerinnen und Heilern zusammenarbeiten. Und es gibt Patientinnen und Patienten, die gesteigerten Wert darauf legen, in solchen Kooperationsbeziehungen betreut zu werden. Während Ärztekammern so etwas in Deutschland nach Möglichkeit bekämpfen und zumindest Werbung und Praxisgemeinschaften untersagen, gehört die Kooperation mit Heilern im britischen Gesundheitsbetrieb zur Normalität. Davon sind wir in Deutschland nach unserem Gefühl leider noch weit entfernt.

Doch zurück zu unseren Kindern!

Energetische und mediale Heilung mit Kindern

Beginnt das Leben oft schon mit medizinischen Schocks, so trägt unser Medizinsystem im Regelfall dazu bei, dass dies so bleibt. Viele Kleinkinder, die in unsere Heilerpraxen gebracht werden, brüllen sofort los und sind tief verängstigt, weil sie glauben, ihre Eltern hätten sie wieder einmal zu einer Frau oder einem Mann geschickt, die oder der ihnen Schmerzen zufügt. Daran ändert auch der Umstand nichts, dass wir keine weiße Kleidung tragen, keine Instrumente benutzen und kein grelles Licht benötigen. Kinder sind oft so erregt und verängstigt, dass selbst beruhigende Heilenergien oft ohne Wirkung bleiben. Wir sind dann auf eine Fernbehandlung angewiesen, übertragen also unsere Energie. Fernbehandlungen sind hochwirksam, egal, ob die Kinder neben uns sitzen oder wir über hunderte von Kilometern Heilenergien senden.

Übrigens: In den Anhörungen zum Arzneimittelgesetz hat es die medizinische Lobby geschafft, Heilerinnen und Heilern die Werbung für Fernbehandlungen zu verbieten. Damit setzen sie sie pauschal mit unwirksamen Medikamenten gleich! Zu der

Anhörung im Bundestag war sicherlich kein Heiler geladen. Immerhin stellte das Bundesverfassungsgericht aufgrund einer Beschwerde klar, dass kein Zweifel bestehe, dass Fernbehandlungen sehr wirksam sein könnten. Das Werbeverbot aber hat Bestand.

Oft blicken wir aber auch in überraschte Kindergesichter und erleben bis dahin verschlossene kleine Wesen, die plötzlich Fragen stellen, zu erzählen beginnen, was sie fühlen und wahrnehmen, und zum Schluss in der Tür noch sagen: »Du, das war aber schön bei dir!« Kinder reagieren fast ausnahmslos tief und schnell auf energetisches Heilen.

Kinderkrankheiten sind »Entwicklungshelfer«

Viele Kinder haben eine Neigung zu Mittelohrentzündungen, die trotz Behandlung mit Antibiotika chronisch werden. So war es auch bei Stefan und seiner Schwester. Beide reagierten mit Übelkeit und Erbrechen auf jede der Penicillinsorten. Unsere damalige Heilpraktikerin klärte uns auf, dass die meisten Reizungen noch lange keine Mittelohrentzündungen sein müssten. Von da an verzichteten wir auf den chemischen Hammer und legten auf ihren Rat hin im Anfangsstadium kleine Säckchen mit gehackten und gekochten Zwiebeln auf die Ohren – mit schnellem Erfolg. Ohrprobleme gehörten nach kurzer Zeit der Vergangenheit an und mussten nicht einmal homöopathisch behandelt werden. Ähnliche Erfahrungen machten wir mit Pfeifferschem Drüsenfieber, das nach einmaliger homöopathischer Mitteleinnahme in wenigen Tagen nachhaltig verschwand.

Das sind nur wenige Beispiele dafür, dass nicht immer gleich die chemische Keule zum Einsatz kommen muss. Dasselbe gilt für viele Kinderkrankheiten. Windpocken, Masern und andere dürfen ausschließlich von Ärzten behandelt werden, nicht einmal von versierten Heilpraktikern. Werner war als Kind in der Obhut eines guten homöopathischen Arztes, der mit alledem schnell fertig wurde. Und auch Stefan und seine Schwester wuchsen homöopathisch begleitet auf. Manche Ansteckung blieb aus, die Krankheitsverläufe waren schnell und unproblematisch, allgemein ging die Anfälligkeit (auch infolge einer familiären Tuberkulosebelastung) deutlich zurück.

Nichts aber sprach und spricht dagegen, neben dem bei Seuchen bestehenden Ärztezwang Behandlungsschritte zur Stabilisierung der Selbstheilungskräfte vorzunehmen. Das ist auch aus der Sicht des Bundesverfassungsgerichts das Wesen Geistiger Heilung.

Gesellschaftlich werden Kinderkrankheiten jedoch gefürchtet wie der Ausbruch der Pest.

Da wir selbst Kinderkrankheiten in akuten Fällen nicht behandeln dürfen, allenfalls energetische Unterstützung geben können, verweisen wir gern auf zwei Veröffentlichungen zu dieser Thematik. Hier werden Kinderkrankheiten im Zusammenhang mit den Themen erläutert, mit denen sie in der Entwicklung des Kindes zusammenhängen. Zugleich wird über vorbeugende Maßnahmen und ganzheitliche Heilungsmöglichkeiten, insbesondere homöopathische Ansätze, informiert.[20] Es entspricht auch unseren eigenen Erfahrungen und Beobachtungen, dass mit der Überwindung der Kinderkrankheiten - unabhängig von ihrem Verlauf - stets mentale Veränderungen und Entwicklungsschübe verbunden sind. Das Wissen über solche Zusammenhänge möge dazu beitragen, dass Kinderkrankheiten ein wenig entspannter gesehen werden. Von Elternseite gibt es da unterschiedliche Haltungen.

Während die einen am liebsten Quarantäne über erkrankte Kinder verhängt sehen möchten, lassen andere Eltern die Kinder sogar bewusst zusammen spielen, damit sie eine grassierende Krankheit möglichst schnell hinter sich bringen.

Kranke Kinder – ein Familienspiegel

Nicht um die speziellen Kinderkrankheiten geht es hier, sondern um chronisch kranke oder sogar schwer erkrankte Kinder.

Aus unseren Behandlungen von Haustieren, beispielsweise Hunden und Katzen, aber auch Pferden wissen wir, dass diese Begleiter des Menschen sehr oft körperlich und psychisch Probleme und daraus resultierende Krankheiten ihrer Besitzer spiegeln, ja die Symptomatik mit ihnen teilen.

Mit Kindern verhält es sich ebenso, aber uns scheint, dass die meisten Eltern das weder wahrnehmen können noch wollen. Kinder reagieren keineswegs nur auf Stress im Haus, wie etwa bei Renovierungsarbeiten, und auch nicht nur psychisch. Sehr oft stellen sich starke körperliche Beschwerden ein. Bekommen wir mediale Hinweise auf die Gründe oder befragen diese Kinder, was ihnen aufstößt, landen wir flugs bei handfesten Familienproblemen. Oft spielt auch die Kita oder die Schule eine Rolle, jedoch untergeordnet. Bei solchen Erkrankungen geht es keineswegs nur um Hautausschläge oder Asthma, sondern in nicht seltenen Fällen um Krebs- und Tumorerkrankungen bei Kindern und Heranwachsenden.

Es ist klar, dass wir als Heilerinnen und Heiler bei solchen Erkrankungen von Kindern allenfalls einmal am Rande einbezogen werden. Wir wünschen niemandem, mit seinem Kind in eine solche Situation zu geraten, zumal alternative Behandlungsweisen hier auf öffentlichen und sogar rechtlichen Druck keine Chance haben. Dennoch werden wir zuweilen um mediale Hinweise für die Hintergründe gebeten oder können mit den betroffenen Kindern sprechen. Dann stellt sich immer heraus, dass es sich um Mädchen und Jungen handelt, auf die auch jeder AD(H)S-Verdacht fallen könnte. Oft ist das sogar der Fall. Nur dass sich bei ihnen die Spannungen nicht nach außen entladen, sondern zu aggressiven inneren Erkrankungen führen.

Wir verzichten hier auf Fallbeispiele. Ein trauriges Kapitel wäre das. Aber der Sachverhalt möge sich warnend ins Bewusstsein aller Eltern eingraben, die nicht bereit sind, latent vorhandene und immer wieder eruptiv ausbrechende Familienprobleme ohne Lösung vor sich herzuschieben und sie – ob bewusst oder nicht – bei ihren Kindern abzuladen. Viele hochsensible Kinder und Jugendliche reagieren bei latenten oder eskalierenden Familiendramen, insbesondere bei Auseinandersetzungen zwischen geliebten Bezugspersonen, mit Tumorerkrankungen im Kopf.

Insbesondere bei Krebserkrankungen ist es deshalb von hohem Wert, unverzüglich und ohne Zögern die zugrunde liegenden Themen anzugehen. Es ist oft lebensrettend und kann die Wende einleiten. Das trifft bei Kindern ebenso zu wie bei erkrankten Erwachsenen.

Dennoch drängt immer die Zeit: Krebs ist die dunkelgelbe Warnkarte, meist schon mit rotem Streifen. Denn Krebs stellt sich nach unseren Beobachtungen ein, wenn andere Krankheiten und die Botschaft ihrer Symptome nicht begriffen wurden.

Machen Sie sich bewusst: Keine Krankheit ist Zufall, Unfälle sind es auch nicht. Wir Menschen werden erst sanft ausgebremst.

Begreifen wir nicht, zieht unser Körper stärkere Register. Schon Erwachsene sind begabt darin, die Botschaft von Krankheiten zu verdrängen, richten den Blick auf funktionale, physische Ursachen. Oder sie reden sich und anderen ein, verstanden zu haben, setzen aber nach überwundener Krankheit alles fort, was zur Erkrankung geführt hat. Kinder aber brauchen die Interpretationshilfe der Erwachsenen. Da es jedoch auch hier Beziehungen und Systeme sind, müssen Erwachsene begreifen lernen, dass die meisten Botschaften der Krankheit ihres Kindes ihnen, den Eltern, selbst gelten. Scheuen Sie also nicht den Blick in den Spiegel. Stellen Sie sich dem Thema und ziehen Sie die Konsequenzen. Es ist ein Familienspiegel.

Wenn Kinder erkranken, weil – was häufig vorkommt – die Beziehung der Eltern zerrüttet ist, dann lassen Sie endlich den Gedanken zu, dass eine Trennung für alle Beteiligten besser ist, als in ständigem Streit weiter aneinander gebunden zu sein, auch mit dem Vorwand, man müsse es der Kinder wegen. Kinder sagen uns in solchen Situationen oft genug, dass sie froh seien, dass eine Trennung (mehr) Ruhe in ihr Leben gebracht hat, oder aber, dass sie eine Trennung geradezu herbeisehnen.

Impfen und Impffolgen

Um von vornherein eines klarzustellen: Wir sind keine unreflektierten, pauschalisierenden und absolutistisch agierenden Impfgegner. Was wir anstreben und nach Möglichkeit praktizieren, ist eine interdisziplinäre Zusammenarbeit mit unserer Heilweise gegenüber aufgeschlossenen Schulmedizinern, Heilpraktikern, Physiotherapeuten und anderen Gesundheitsberufen. Jedoch betrachten wir das Thema Impfen kritisch. Im Vergleich zu den 80er-Jahren haben sich die Impfdosen und die Anzahl der Impfungen, die gegeben werden, drastisch erhöht. Die Einflüsse der Impfungen auf den Körper, insbesondere bei Kleinkindern, deren Immunsystem noch gar nicht vollständig ausgereift ist und deren Biochemie allgemein noch mitten in der Entwicklung steckt, sind wenig erforscht. Kritische Studien, die vor Gefahren warnen, werden insbesondere in Deutschland durch die hier sehr starke Pharmalobby oft an den Rand gedrängt. In Fachjournalen oder auch Zeitungen, Onlinenews etc. sehen wir besagte kritische Artikel sehr selten, ganz im Unterschied zur Panikmache vor dem Nichtimpfen oder auch zur »Hetzjagd« auf die »unverantwortlichen Eltern«, die sich weigern, ihrem Kind sämtliche Impfungen verabreichen zu lassen.

Einige Beispiele aus unseren Praxen mögen unsere nachfolgenden Ausführungen untermauern. Dies sind keine Ausnahmen von einer Regel. Wir selbst haben mehrere vergleichbare Verläufe begleitet, und von Kollegen hören wir Ähnliches. Fälle wie diese treten zu häufig auf, um als »seltene Einzelfälle« abgetan zu werden, wie es im Jargon der Schulmedizin bzw. Pharmalobby heißt. Es ist weiterhin von einer hohen Dunkelziffer auszugehen, da die Impfung als Ursache in den meisten Fällen schon von den Eltern wie auch den Ärzten pauschal verworfen wird.

Stefan: Eine Mutter kommt mit ihrem knapp einjährigen Sohn zu mir. Seit seiner ersten multiplen Impfung einige Monate zuvor zeigt er epileptische Symptome. Sie traten erstmals wenige Tage nach der Impfgabe auf. Beispielsweise erstarrt er für einige Sekunden, schaut starr und reaktionslos geradeaus, zuweilen zeigt er auch eigenartige Zuckungen. In der Klinik wurde Epilepsie diagnostiziert, regelmäßig werden die entsprechenden Gehirnaktivitäten/Gehirnwellen überprüft.

Als ich in den kleinen Körper hineinspürte, stellte ich eine Art »Zerfaserung« des Energiesystems fest sowie mehrere Blockaden. Der Körper fühlte sich – physisch wie energetisch – angespannt an, unruhig und schlicht »krank«. Eine Woche nach der Behandlung berichtete mir die Mutter, dass die Symptomhäufigkeit stark abgenommen habe, quasi ab dem ersten Tag nach dem Termin. Knapp zwei Wochen nach der Behandlung fand eine neuerliche Untersuchung in der Klinik statt. Zur großen Verblüffung der Ärzte hatten die Epilepsie anzeigenden Hirnaktivitäten abgenommen. Eine Erklärung dafür konnten sie nicht liefern. Nach zwei weiteren Behandlungen über zwei Monate zeigte der Junge keine Symptome mehr und die Gehirnwellen waren völlig normal.

Ähnliche Fälle hatte ich nun schon öfter. Nicht allen Kindern konnte ich so erfolgreich helfen – dies vor allem dann, wenn emotionaler Stress in der Familie und andere Traumata das Kind zusätzlich belasteten. Doch war eine Symptomreduktion möglich, oft auch im Zusammenwirken mit einer homöopathischen Behandlung bei einem Heilpraktiker. Der o.g. Fall ist insofern aufschlussreich gewesen, da hier die Ergebnisse der Behandlung in der klinischen Untersuchung unmittelbar »amtlich« bestätigt wurden sowie die engen Zeiträume, in welchen die Veränderungen bei dem kleinen Jungen auftraten.

Werner: Johanna steht vor der Praxistür, schweißgebadet und schwer atmend, auf dem Arm ihre eineinhalbjährige Tochter, stark hustend, mit ebenso puterrotem Kopf und stark schielenden Augen. »Ich weiß, ich habe keinen Termin, aber hast du bitte etwas Zeit? Wir waren beim Arzt, und ich habe mich überreden lassen, die Kleine impfen zu lassen, eine Sechsfachimpfung ... Jetzt schau sie mal an, vor allem die Augenstellung ... Der Arzt hat einfach gesagt, wenn das so bleibt, braucht sie halt schon mal eine Brille ... Ja, geht's noch?!«

Ich brauchte etwa 30 Minuten, bis ich Johannas Tochter beruhigt hatte. Der Atem wurde ruhiger, der Husten hörte auf und die Röte ließ nach. Die Pupillen reagierten auf meine Handbewegungen, jedoch blieb das Schielen. Ich erklärte Johanna die Yoga-Augenübungen und riet ihr, so oft wie möglich die Augen ihrer Tochter damit zu trainieren, indem sie Anreize gab, dass ihre Tochter einem Finger oder Gegenständen mit dem Blick folgte. In den Wochen darauf folgten mehrere Fernbehandlungen, und Johanna gab ihre Tochter in die Obhut eines erfahrenen Homöopathen.

Dies sind zwei Beispiele von vielen, die wir im Laufe der Jahre erlebten. Die meisten Kinder zeigten nach den Impfungen auffällige Reaktionen, auch im Verhalten, wurden unruhig, schrieen häufig und bekamen Hautausschläge, zu Teilen Neurodermitis.

Ein zehnjähriger Junge, ungeimpft und kerngesund, wollte an einer Jugendfreizeit teilnehmen und musste deshalb zum Tuberkulintest. Die Folge war ein 14-tägiger starker Infekt, den wir zum Glück heilerisch und mit Hilfe eines Homöopathen in den Griff bekamen. Der berichtete uns von mehreren ähnlichen Fällen.

Aus der eigenen Familie, in der wir nach anfänglichen Erlebnissen mit Impffolgen nur noch homöopathisch behandeln ließen, wissen wir, dass deutlich weniger Kinderkrankheiten anfielen und dass diese in wenigen Tagen, einige sogar noch am selben Tage überwunden waren, so unglaublich das klingen mag.

Wir selbst hatten Glück: Kita und Hort akzeptierten gern unsere homöopathische Behandlung, fragten sogar nach und informierten andere Eltern über diese Möglichkeit. Und als Stefan seinen Wehrersatzdienst in einer sozialen Einrichtung antrat, genügte das Attest unseres Heilpraktikers, dass er in homöopathischer Behandlung sei und nicht geimpft werde. Heutzutage werden Sie sich jedoch oftmals heftig mit aufgeregten, ja aggressiven

Eltern auseinandersetzen müssen, wenn Sie beschließen, Ihre Kinder ungeimpft in die Kita zu schicken.

Zurück zur grundsätzlichen Abwägung: Es mag sein, dass einige Impfungen unabdingbar sind. Tetanus beispielsweise, auch Masern oder Windpocken. Aber auch dazu wird die Meinung vertreten, dass es Alternativen in der Vorbeugung oder Behandlung gibt, die nicht unterdrücken, sondern sowohl einen deutlich schnelleren Verlauf als auch eine gründliche Immunisierung gewährleisten. Windpocken etwa sind homöopathisch optimal zu behandeln. Streit darüber sollte sein dürfen, doch am Ende gilt auch hier: Wer heilt, hat recht. Über die Qualitäten von Heilung gibt es ebenfalls unterschiedliche Positionen.

Unser Hauptkritikpunkt liegt daher nicht beim Impfen an sich, sondern meint die Art und Weise, mit der das Impfen vonstattengeht. Wir wissen bereits, dass der frühkindliche Organismus nach der Geburt gewaltige Reife- und Wachstumsprozesse in rascher Zeit durchläuft. Im Gehirn werden unendlich viele neuronale Verbindungen geschaffen, das Immunsystem nimmt seine Arbeit auf und entwickelt sich. Der kleine Körper ist noch sehr anfällig und bedarf des Schutzes. Hier wollen wir nur beste Absicht unterstellen, wenn gesagt wird: »Impfen wir das Kind eben, um es zu schützen.«

Jedoch: Es werden immer mehr multiple Impfungen gegen mehrere Krankheiten und Gefahren zugleich vorgenommen. Innerhalb weniger Wochen und Monate wird der Körper diversen Erregern bzw. deren Simulation ausgesetzt sowie einem wahren Chemiecocktail. Was stellt der Körper mit den in der Impfung enthaltenen Stoffen an? Kann er sie bereits verarbeiten? Sicher – Spritzen bekommen ist für die meisten von uns eher unangenehm, aber angesichts solch dramatischer Folgen würden wir es bevorzugen, das Kind lieber öfter zum Impfen zu bringen, als solche dramatischen Folgen in Kauf zu nehmen.

Beim o. g. Beispiel zur Epilepsie besteht der Verdacht, dass die Impfung bzw. diverse Stoffe in der sich entwickelnden Neurochemie des Gehirns gelandet sind und dort Störungen hervorgerufen haben. Da es, wie gesagt, kein Einzelfall ist, ist das definitiv nicht auszuschließen.

Wir sagen also: Es wird zu früh und zu viel geimpft. Denn es gibt mittlerweile diverse Studien, die den Verdacht aufkommen lassen, dass früh und viel geimpfte Kinder ein insgesamt schlechteres Immunsystem haben und anfälliger sind. Andersherum: Die nicht derart stark geimpften Kinder können zunächst ihr natürliches Immunsystem vollständig aufbauen. Daraus folgt: Impfungen hemmen das Immunsystem in seiner natürlichen und effektiven Entwicklung. Es werden Kranke gezüchtet, wenn man es drastisch ausdrücken möchte.

Hier sind sicherlich weitere Studien und ein Umdenken in der Schulmedizin nötig. Seitens der Ärzte, besonders der Kinderärzte, hört man durchaus kritische Stimmen und dass sie das häufigere, aber sanftere Impfen bevorzugen. Gerade die erfahrenen Ärzte sehen den Unterschied zu früheren Generationen. Jedoch: Es ist die hierzulande mächtige Lobby der Pharmakonzerne, die dagegenhält. Entsprechend werden kritische Untersuchungen verhindert, erhalten keine Finanzierung – vor allem nicht durch die Pharmaindustrie – oder werden gezielt niedergemacht.

Zu kurz greift daneben der Vorwurf an Eltern mit Kindergartenkindern, sie gefährdeten durch das Nichtimpfen ja auch andere Kinder. Auch ein geimpftes Kind kann die Krankheit weitertragen.

Es ist lediglich so lange selbst immun, solange ein Virus oder Bakterium nicht derart mutiert, dass der Impfschutz nicht greift.

Die schier endlose Debatte um das Impfen soll hier nicht in allen Details geführt werden. Uns geht es um die Erkenntnis, dass unsere Kinder mittlerweile physisch, pharmazeutisch wie auch psychisch mit Stoffen bzw. Reizen überflutet werden. Das reicht von Impfungen und Antibiotika über die mit diversen Stoffen und vor allem Zucker belasteten bzw. überfüllten Lebensmittel bis hin zur Reizflut der Medien.

Um allen Missverständnissen und (boshaften) Fehlinterpretationen vorzubeugen: Wir stellen weder die potenzielle Gefährlichkeit all dieser Krankheiten noch die ärztliche Behandlung bzw. Überwachung in Abrede oder erachten sie als unnötig. Es sollte jedoch deutlich geworden sein, dass die Art und Weise des Umgangs mit Impfstoffen kritisch betrachtet werden muss und einiger Veränderungen bedarf.

Wir hoffen auf eine sachgerechte Debatte, in der keine Position unterdrückt wird. Wenn es aber ganz schlimm kommt, kapituliert die Politik sicher vor dem Trommelfeuer der Pharmalobby und den wirtschaftlichen Interessen auch von Apothekern und Ärzten, die sich aus dem Handel mit Impfstoffen ergeben. Käme es zum gesetzlichen Impfzwang, sähen wir darin auch für uns selbst eine Verletzung unserer Persönlichkeitsrechte, Körperverletzung und eine nachhaltige Gefährdung unserer Gesundheit.

In diesem Zusammenhang gestatten wir uns eine Anmerkung: Interessant ist, dass die zum Teil seit Jahrhunderten gebräuchlichen Kräuter, pflanzlichen Tinkturen und Medikationen der Kräuterfrauen bzw. Schamanen unverändert gegen die diversen Krankheiten und ihre Variationen wirken, auch gegen bakterielle und virale Infektionen, während die Schulmedizin ständig neue Präparate erforschen muss, um mit den fortlaufend genetisch mutierenden Erregern Schritt zu halten. Der heilenden Pflanze sind die Mutationen offensichtlich egal. In der Naturheilkunde wie auch dem Geistigen Heilen liegt der Fokus allerdings auch nicht einfach auf dem Kampf gegen einen Erreger oder Symptome, sondern – wie in der Homöopathie[21] – auf der Stärkung von Körper, Geist und, im Falle des energetischen Heilens, Energiesystem.

Was Sie sonst noch tun könnten

Wohl gemerkt: Wir treten nicht mit dem Anspruch an, dass mediales Familien-Coaching und energetische Heilung alles regeln. Und das keineswegs nur, weil wir nicht als Teil des sogenannten Gesundheitswesens begriffen werden.

Eltern oder Heranwachsende fragen uns immer wieder, was sie denn im therapeutischen Bereich tun könnten, vor allem um Alternativen zur Medikamentation zu finden. Wir können und dürfen niemandem die Verantwortung für die eigene Wahl des Weges abnehmen und beschränken uns in der Praxis wie hier im Buch darauf, unsere eigenen familiären Erfahrungen und die anderer Patienten zu referieren.

Da ist zunächst festzuhalten, dass wir immer wieder Ärztinnen und Ärzten begegnen, die offen sind für eine Kooperation mit uns, auch Fachärzte. Ebenso Heilpraktikerinnen und Heilpraktiker. Der Kreis ist allerdings sehr überschaubar. In unserem Kollegenkreis haben einige zugleich die Heilpraktikerzulassung.

Fragen Sie einfach herum im Bekannten- und Freundeskreis oder in den sozialen Medien.

Nach unserer Erfahrung sprechen Kinder sehr gut auf Behandlungen mit klassischer Homöopathie an. Wir empfinden sie als ideale Ergänzung. Freilich ist die Wirkungsweise der Homöopathie schwer nachvollziehbar. Von weiten Teilen der Schulmedizin wird sie als Placeboeffekt abgetan und offen angefeindet. Auch im Volksmund spricht man ohne Sachkenntnis gern von »homöopathischen Dosen« und meint damit Verdünnungen aller Art oder fast nicht nachweisbare Spuren, wovon auch immer. Zutreffend aber ist, dass gerade sogenannte Potenzen, in denen sich keinerlei Materie mehr nachweisen lässt, die wirksamsten und langfristigsten energetischen Abdrücke im Körper hinterlassen. Diese angebliche wissenschaftliche Unerklärbarkeit teilt die Homöopathie mit den Heilkräften, die aus unseren Händen und Chakren fließen, die immerhin als Wärme oder sogar Hitze empfunden werden können. Wärmeabgabe ist aber nicht die Erklärung, wo unsere Kräfte herstammen und wie sie einwirken. Aus dem messtechnischen Unvermögen wird bis heute die Schlussfolgerung gezogen, dass beides unwirksam sei. Beide Therapien heilen aber auch ungläubige Erwachsene, Kleinkinder oder Tiere. Und die Ergebnisse sind keineswegs aufgebauschte Zufälle, sondern durchaus reproduzierbar. Die Repertorien und die Arzneimittellehren der Homöopathie beruhen eben genau darauf.

Homöopathie wie energetisches Heilen sind Erfahrungswissenschaften, die dem herrschenden Medizinbetrieb generalverdächtig sind, trotz ihrer empirischen Grundlage. Ein Dorn im Auge sind sie auch, weil Heiler keine chemischen Wirkstoffe brauchen und mit Homöopathika nicht wirklich Geld zu verdienen ist. Alle Therapieformen, für die solches zutrifft, sind Kern des Feindbildes der

Kampfgemeinschaft von Pharmaindustrie, der mit ihr verbündeten Ärzteschaft und einem wirksamen Lobbygeflecht vor allem in der Politik. Man schaue nur in die öffentlichen Dokumente, an wen und in welcher Höhe die Spendenflüsse gehen. Auch die Spartengewerkschaften gehören zu dieser Lobby.

Ein geradezu gruseliges Thema sind Krebserkrankungen bei Kindern. Naturgemäß beschränken sich unsere Erfahrungen hier auf unterstützende heilerische Schritte, denn bisher wenden sich meist nur an Krebs erkrankte Erwachsene an uns. Eltern, die für ihre an Krebs oder Tumoren erkrankten Kinder andere Wege als Chemotherapie, OP und Bestrahlungen versuchen wollen, sind erheblichem Druck ausgesetzt, bis hin zum Entzug des Sorgerechts. Auch wenn wir das Thema Heilung und Krebs in diesem Zusammenhang nicht behandeln können, erinnern die Muster des Medizinbetriebes und der Pharmalobby im Umgang mit Krebs doch sehr an das Thema Impfungen.

Denn ob Impfungen oder Krebstherapie: Es wird doktrinär behauptet, es gäbe in beiden Fällen keine Alternative zur Chemie. Und wo es um Geschäft und Arbeitsplätze geht, bleibt jede Alternative auf der Strecke und wird aktiv be- oder verhindert. Wer Belege sucht, dem empfehlen wir als Einblick in diese Welt das Buch von Oliver Schröm und Niklas Schenk: *Die Krebsmafia*.[22]

Typologien – nicht über einen Kamm scheren

Was ein »Problemkind« ist, entzieht sich verbindlichen Definitionen. Probleme bereiten Kinder, die aus Sicht von Eltern, Erziehern, Lehren und anderen Respektspersonen nicht pflegeleicht sind, sondern sozial auffällig, nerven, stören, nicht mitkommen ... Medizinischen Scouts, die solchen Kindern dann den AD(H)S-Stempel verpassen, genügt es schon, wenn Kinder einfach neugierig sind, mit ihrer Wissbegierde und Lebendigkeit nerven.

Typen zu beschreiben, birgt die Gefahr, Schubladen für Kinder unterschiedlicher Prägung aufzutun. Das liegt uns fern. Wenn wir dennoch drei Idealtypen beschreiben, dann geschieht dies, um Ihre Aufmerksamkeit auf diese unterschiedlichen äußeren Verhaltensbilder zu lenken. Hinter manchem Rabauken steht in Wirklichkeit auch ein Sensibelchen. Und manch nervende Zappeltüte ruht sehr wohl in sich selbst.

Rabauken

Stefan: Ein Junge, ich nenne ihn hier Michael, wird von seiner Mutter zu mir gebracht. Ich erlebe ein auf den ersten Blick ruhiges Kind. Nicht gerade schlank, aber auch längst nicht dicklich. Er ist zwölf Jahre alt.

Ich meine, so etwas wie Trotz in seinen Augen zu erkennen und schiebe das zunächst auf seinen merklichen Unwillen, hier zu sein, doch habe ich das innere Gefühl, dass da noch mehr dahintersteckt.

Seine Mutter berichtet mir, dass er in der Schule regelmäßig auf andere Kinder losgehe.

Generell tobt er viel, agiert sich gerne körperlich aus – jedoch sind die Prügelattacken, bei denen er nur unter Anwendung körperlicher Gewalt gestoppt werden kann, für ihn selbst wie für sein Umfeld ein Rätsel. Grundsätzlich reibe er sich zwar an jeder Autorität und lehne sich gegen Befehle auf, jedoch sind die anderen Kinder weder Befehlsgeber noch setzen sie Grenzen. Der Grund für die Ausraster ist also völlig unerklärlich. Die Lehrer sehen in ihm entweder einen AD(H)S-Fall, was aber völlig an der Symptomatik vorbeigeht, oder schlicht ein aufmüpfiges Kind, das versuche, eine dominante Position einzunehmen und zudem schlecht erzogen sei. Michael ist es sichtlich unangenehm, hier zu sein. Vor allem stört ihn, dass er kaum zu Wort kommt, weil die Mutter – verständlicherweise – ihr Herz ausschüttet. Ich bitte sie also, aus dem Zimmer zu gehen, mit dem Hinweis, dass Michael selbst sicherlich am besten in der Lage sei, seine Gefühle zu schildern. Dies erleichtert ihn sichtlich und als Erstes eröffnet er mir, dass er es gut finde, dass ich ihn offenbar ernst nehme. Alle anderen würden immer nur meinen, besser als er zu wissen, was in ihm vorgehe. Wir legen auf dieser Basis los. Ich bitte ihn, zuerst die einzelnen Situationen zu schildern, in denen er ausrastet. Als wir diese sehr detailliert auseinandernehmen, wobei er eine für sein Alter enorme Geduld zeigt, stoßen wir auf ein Muster: Es geschieht meist, wenn es ein bis zwei Tage zuvor in der Familie einen Konflikt gegeben hat. Nicht einmal zwischen ihm oder den Eltern: Vielmehr hat er mitbekommen, dass seine Eltern – auch wenn sie es zu verbergen versuchen – oft streiten, dass der Vater eine Geliebte hatte, es Streit zwischen seiner Mutter und deren Eltern gibt. Es wird aber nicht offen darüber geredet, er kann seine (Verlust-)Ängste nicht ansprechen, ihm ist klar, dass die Eltern ihn nicht belasten wollen. Sie merken aber auch nicht oder wollen es nicht wahrhaben, dass er längst einiges mitbekommen hat und ihn gerade das belastet. Er fühlt sich hilflos und zunehmend auch verantwortlich, da er seinen Eltern zusätzlich Sorgen bereite. Dies alles sieht Michael völlig klar und nüchtern. Es wird klar, dass er über körperliche Aktivität versucht, den inneren Druck auszuagieren – er sagt, nach Toben, Raufen und Bewegung fühle er sich gut, der Kopf ist dann für einige Stunden »leer«. Auch seine Abneigung gegen Autorität und Anweisungen ist so erklärbar. Er fühlt sich stets bevormundet, ihm wird nichts zugetraut, obwohl er einen ungewöhnlichen Klarblick hat. Auslöser für die Ausraster ist meist, wenn in zunächst scherzhaften Wortgefechten zwischen den Kindern bestimmte Triggersätze fallen. Zuletzt hatte ein Mädchen erzählt, wie süß und romantisch ihre Eltern miteinander seien. Das habe ihn traurig gemacht, denn seine Eltern seien es nicht. Dann habe ein Junge in einem kurz darauf folgenden Wortgefecht eine scherzhafte – und heutzutage an Schulen sehr übliche – »Deine Mutter ...«-Beleidigung losgelassen, und er sei völlig ausgetickt. Er wusste ganz genau, dass es als Witz gemeint war, schließlich würden sie solche Sprüche dauernd einander an den Kopf werfen. Jedoch sei dann etwas aus ihm rausgekommen und er hätte wie außenstehend zugesehen, wie sein Körper auf den Jungen einschlug, ohne jede Kontrolle. Spätestens hier war klar, dass keine der Stigmatisierungen als »Rabauke«, AD(H)S oder »schlecht erzogen« zutraf. Es lagen Ängste und eine Traumatisierung zugrunde.

Die Mutter war zunächst schockiert, aber auch erleichtert. Denn in dem Moment, von dem an Michael in die Probleme der Familie einbezogen wurde und sich äußern konnte, wurde vieles einfacher. Die

Eltern bekamen die Aufgabe, offen mit ihm zu reden – er wollte, wie er es formulierte, einfach Klarheit: »Trennt euch, wenn es sein muss, Hauptsache, ich weiß, woran ich mit euch bin, und ihr streitet nicht die ganze Zeit.« Michael zeigte sich weiterhin sehr offen gegenüber den spirituellen Dingen und verriet, dass er oft mit einem kleinen Zwerg auf seiner Schulter rede, wenn er traurig sei. Der würde ihn immer trösten und da sein. Die klärenden Gespräche nahmen viel Druck aus der Familie und Michael wurde ruhiger, die Ausbrüche wurden schwächer. Ich trainierte mit ihm meditative Beruhigungs- und Fokussierungsübungen sowie seine medialen Fähigkeiten. Zusätzlich empfahl ich den Eltern ein Verhaltenstraining bei einem Kinder- und Jugendpsychologen, welches half, dass er sich kontrollieren konnte. Mit den Eltern zusammen arbeiteten wir seine Ängste auf, eine energetische Behandlung rundete alles ab – danach zeigte er sich sehr ausgeglichen.

Aktiv ist Michael immer noch, auch rauft er immer noch gerne – aber die Kinder müssen keine Sorge mehr haben, bei einem falschen Wort vertrimmt zu werden. Dieses Beispiel zeigt sehr gut, dass Aggression ein Hilfeschrei sein kann – oder dass Rebellion gegen alle Grenzen und Autoritäten auch auf ganz andere Probleme hinweisen kann, je nachdem in welchem Alter und in welchem Grad sie auftritt. Pubertät und Charakter spielen hier wesentliche Rollen. Es gilt, stets individuell und genau hinzusehen.

Werner: Bastian, 9 Jahre, stürmt grußlos an seiner Mutter vorbei in die Praxis, stoppt vor dem beleuchteten Springbrunnen und ruft: »Schau mal, Mama, ist der geil!« Seine Mutter und ich schauen uns an, zucken mit den Schultern. Sie stöhnt leise und flüstert fast: »Basti, lass das doch bitte.« Bastian greift sich Kristalle aus dem Brunnen. Mir wird klar, dass seine Mutter dem allen, ohnmächtig und abgekämpft, wie sie ist, nicht mehr gewachsen ist. Also beschließe ich, selbst Regie zu führen. Ich packe Bastian am sprichwörtlichen Kragen, nehme ihm die Kristalle aus der Hand und sage ruhig, aber mit Nachdruck: »Solange du hier in der Praxis bist, fasst du nicht einfach irgendwelche Dinge ohne meine Erlaubnis an, tobst nicht rum und redest nicht dazwischen, wenn deine Mutter und ich miteinander sprechen. Ist das klar?« Sebastian schaut mich erschrocken an, atmet einige Sekunden tief und haucht dann ein beinahe fragendes Ja. Wortlos und noch immer irritiert zieht er seine Straßenschuhe aus. Dann lege ich meine Hand auf seine Schultern und wir gehen gemütlich ins Behandlungszimmer, gefolgt von seiner ebenso irritierten Mutter. Dort fällt sein Blick auf einen Korb mit kleinen, getrommelten Kristallen, die ich für Kinder auf dem Tisch stehen habe. Basti schaut mich ungläubig an und strahlt über beide Backen, als ich sage: »Davon kannst du dir drei aussuchen und mitnehmen.« Er schüttet den Kristallkorb auf dem Sofa aus und beginnt, die einzelnen Stücke gebannt zu betrachten und zu sortieren.

Das gibt seiner Mutter ausreichend Zeit, ungestört zu berichten: Bastian wird in der Schule ständig angezählt, da er nicht stillsitzt, sondern in der Klasse herumrennt, den Unterricht mit unvermittelten Fragen stört, sein Butterbrot hervorholt oder ein Buch zu lesen beginnt, wenn er sich offenkundig langweilt. Auch im Sportunterricht ist er unkonzentriert und tanzt aus der Reihe. Kommt es zu Streitigkeiten mit anderen Kindern, gleich ob in der Schule oder im Hort, wird Sebastian schnell aggressiv und schlägt zu. Im Schulbus provoziert er oft andere Kinder, hindert sie am Aussteigen ... Eine endlose Kiste an Untaten. Und zu Hause ist niemand in der Lage, ihn in den Griff zu bekommen. Basti wehrt sich gegen Hausaufgaben, will nicht helfen, den Tisch zu decken, schlägt heulend auf den Vater ein, wenn der versucht, ihn zur Ordnung zu rufen ... In seinem Zimmer sieht es aus, als hätten Einbrecher Spielzeug und Bücher durchwühlt.

Zwischenzeitlich hat Bastian einige Kristalle in die engere Wahl gezogen und verwickelt mich in ein Gespräch darüber, welche Sorten das seien, was man denn mit Kristallen mache, warum ich welche im

Regal hinter mir liegen habe und wozu die dienten. Ich bitte ihn, sich hinzulegen, um ihn zu behandeln. Er lässt das zunächst gebannt über sich ergehen und beginnt dann wieder zu fragen, woher diese spürbare Wärme aus meinen Händen käme und was das bewirke. Ich mache Bastian mit seiner eigenen Energie vertraut, sage ihm, dass er selbst mit seinen Händen heilen könne. Er probiert es durch Handauflegen bei seiner Mutter und bei mir, ist völlig darauf konzentriert und begeistert. Dann komme ich auf die Kristalle zurück, drücke ihm eine Bergkristallspitze in die Hand und zeige ihm, wie er seine Energie damit bündeln kann. Bastian ist wie verwandelt, viel zu schnell ist die Behandlungsstunde für ihn vorbei. Glücklich packt er seine Kristalle in die Jackentasche.

Der Mutter rate ich, Bastian zu irgendeiner Kampfsportart anzumelden. Sie möge sich umhören, ob ein Anbieter in der Nähe empfohlen werde.

Über mehrere Jahre besucht Bastian Judokurse. Als ich ihm einmal wieder begegne, hat er schon den grünen Gurt. Nach wie vor ist er nicht gerade ein ruhiger Junge, aber deutlich zentrierter.

Wie auch in anderen Fällen zeigte sich hier, dass es – abgesehen von der heilerischen Lösung von Blockaden – sinnvoll ist, den Bewegungsdrang solcher Kinder durch eine sportliche Betätigung aufzufangen und zu kanalisieren, die mit Konzentration und meditativen Übungen gleichermaßen verknüpft ist. Dies zeigt bei vielen unausgeglichenen Kindern Wirkung, keineswegs nur bei den Rabauken. Doch auch in denen schlummern Fähigkeiten, die ihnen ganz plötzlich und unverhofft zu zentriertem Verhalten verhelfen.

Zappeltüten

Werner: Olivers Mutter öffnet entspannt die Tür. »Ich muss Ihnen vermutlich nicht viel sagen. Bin alleinerziehend, berufstätig, jede freie Minute für Oliver da.« Der ist zum Glück sehr selbstständig, könnte abends fast allein bleiben. Aber stillsitzen geht gar nicht. »Da können Sie sich vorstellen, welche Debatten ich mit der Schule habe. Na, ich hole ihn mal rein.« Oliver, 8 Jahre, spielt im kleinen Garten, der zur Parterrewohnung des zweistöckigen, schlichten Mietshauses gehört. Der Nieselregen stört ihn überhaupt nicht, überall auf dem Rasen sind Spielsachen verteilt. »Hallo«, sagt er kurz, setzt sich neben mich und bastelt an einem Playmobil-Konstrukt herum. »Muss ich wieder irgendeinen Quatsch machen? Meditieren oder so? Auf so was habe ich keinen Bock, damit du das gleich weißt.« »Nein«, sage ich ruhig, »wenn ich darf, werde ich dich einige Male an verschiedenen Körperstellen berühren, da wird es dann vermutlich warm.« »Wenn's sein muss, dann mach«, zischelt Oliver.

Mir ist klar, dass ich ihn jetzt nur sehr behutsam und so unaufdringlich wie möglich behandeln kann. Als ich anfange, dreht und wendet Oliver sich zwischen meinen Händen wie ein Fisch, der aus der Hand zurück ins Wasser entwischen will. Dabei schenkt er mir kaum Beachtung und fragt schon nach wenigen Minuten, ob es jetzt mal gut sei, er wolle wieder raus. Ich verneine und sage, er müsse noch mal kurz stillhalten, da ich seine unterschiedlich langen Beine in ein andere Stellung bringen möchte. Oliver hält mit Mühe einige Sekunden still. Dann atmet er auf – und ich auch. Weg ist er, zurück im Nieselregen.

Anstrengend für seine Mitmenschen, ganz bestimmt. Aber Oliver weiß sehr wohl, was er möchte und was nicht. Auch seine Mutter weiß das und vertraut ihm und dass er seinen Weg finden wird. Ihre Beziehung zueinander strahlt Liebe und Ruhe aus.

Sensibelchen

Werner: Das junge Ehepaar, das mich zur Entstörung ihres Häuschens gebeten hat, wirkt nicht sehr glücklich. Die Beziehung ist angespannt, Harm, ihr vierjähriger Sohn, der gerade aus dem Kindergarten geholt wurde, begrüßt mich leise mit gesenktem Blick. Seine großen braunen Augen verraten Aufgewecktheit, aber auch tiefe Trauer. »Was ist mit Harms Ohren?«, frage ich. Seine Mutter schaut mich überrascht an. »Das merken Sie? Na ja, er hat ständig Ohrenschmerzen und das Trommelfell ist geschädigt, eitert fortwährend. Und deshalb hört er auch total schlecht.«

Ich schaue mich um, sehe überall im Haus Handwerkszeug liegen. Leitern stehen herum, Materialien, Farbtöpfe ... »Was macht ihr hier? Renovieren?« »Nein, wir bauen um, schon seit über einem Jahr. Erst das Atelier, jetzt Zug um Zug die anderen Räume. Immer, wenn ich nach Hause komme, geht es los, können uns keine Handwerker leisten.« Ich bin entsetzt. »Das heißt doch, wenn du von der Arbeit kommst und Harm aus dem Kindergarten!? Meint ihr nicht, dass Harm den täglichen Krawall nicht hören mag? Was glaubt ihr, woher dieser Ohrenschaden kommt?« Ich war ziemlich sauer und hielt den Eltern geradezu eine Strafpredigt.

Harm war nicht schüchtern, aber sehr ruhig, ein feiner Kerl, seine Hände glühten vor Energie. Im Kindergarten mochten ihn die Erzieherinnen und Erzieher. Aber unter den anderen Kindern war er ein Außenseiter, der gemobbt wurde.

Es dauerte ein Jahr, bis die Mutter gemeinsam mit Harm wieder zu mir kam. An einem der Ohren war er operiert worden, das andere schien zu heilen. Die Bauarbeiten waren eingestellt, aber zu dem Preis, den ich schon geahnt hatte. Die Ehe war gescheitert, der auf mich übergriffig wirkende Mann war ausgezogen. Harm schien das nicht zu berühren, er schien die Ruhe zu genießen und die entspannte Zuwendung seiner Mutter.

Leiden Mädchen weniger?

Wenn wir an die Behandlung von Kindern und Heranwachsenden in unseren Praxen denken, fällt ins Auge, dass uns zu etwa 90 Prozent besorgte Eltern von Jungen mit ihren Sprösslingen aufsuchen. Am Geschlecht der Behandler kann es nicht liegen, denn die meiste Zeit praktizieren wir in gemischten Teams.

Dies führt unweigerlich zu der Frage, ob Mädchen weniger anfällig sind, seltener oder weniger unter den benannten Umwelteinflüssen leiden oder mit energetischen Belangen weniger Probleme haben. Dem ist aber nicht so, und es lohnt sich, genauer hinzusehen.

Männer und Frauen sind, ebenso wie Mädchen und Jungen, in ihren Reaktionen auf Traumata oder Umwelteinflüsse sehr unterschiedlich. Forschungen ergaben, dass Jungen beispielsweise Depressionen wie auch allgemein emotionale Spannungen offensiver ausagieren als Mädchen.[23] Diese entladen sich eher in Form von Aggressionen, Unaufmerksamkeit und Unruhe. Mädchen hingegen reagieren eher mit innerem Rückzug, verhalten sich still, ecken in der Schule nicht so sehr an und werden folglich als unauffällig eingeschätzt. Zwar konnte in jüngerer Vergangenheit eine Angleichung beobachtet werden (ggf. bedingt dadurch, dass Mädchen sich heutzutage auch ganz anders ausagieren können als früher), jedoch sind die Unterschiede nach wie vor zutreffend.

Weiterhin wird den Mädchen – gerade den jüngeren – nach unserer Erfahrung weitaus eher die Beschäftigung mit Elfen, Feen und Energien nachgesehen als Jungen. Die ernten für dieselben Interessen sogleich Spott und Kritik, während es bei Mädchen heißt: »Ist sie nicht niedlich?! So typisch Mädchen.« Schenken wir den Rückmeldungen von Eltern Glauben, dann reden Mädchen weitaus eher mit Eltern (insbesondere Müttern) über ihre Probleme, während Jungen die Dinge lieber mit sich selbst ausmachen. Denn noch immer ist das Vorbild prägend, der Mann müsse stark sein, alles aus eigener Kraft stemmen. Und tatsächlich leben viele Väter dies ihren Kindern in der Familie vor. Selten genug kommen die Väter mit zu uns – und keineswegs nur deshalb, weil sie Alleinverdiener sind.

Hier sind über Jahrhunderte gewachsene kulturelle Verhaltensstrukturen noch immer wirksam, die es Jungen oft schwerer machen, ihre scheinbar ungewöhnlichen Gaben anzunehmen sowie mit Blockaden, Wahrnehmungen und Einflüssen ihrer Umgebung zurechtzukommen.

Zudem sind manche Probleme bei Mädchen anders gelagert. Im Schulalter geht es häufiger um Mobbing durch Gleichaltrige. Das ist meist der Fall, wenn ein Mädchen in der Entwicklung »reifer« ist, sich nicht am Mainstream von Mode und Verhaltensweisen orientiert, sich weniger albern und zickig gibt, die Altersgenossinnen aber genau dafür hält und sich – aus deren Sicht abschätzig – distanziert. Sind dann die schulischen Leistungen über dem Durchschnitt – auch darin liegt ein häufiger Unterschied zu Jungen –, wird sie zudem auch noch als Streberin isoliert.

Blitzableiterin ist dann häufig die Familie. Wird das Problem dort nicht einfühlsam bearbeitet, können auch Mädchen zur Familienterroristin werden.

Werner: Rebecca war 10, als sie mit ihren Eltern in die Praxis kam. Sie schien wenig begeistert über den ihr ganz offenkundig aufgezwungenen Besuch. Wir vereinbarten getrennte Gespräche, und ich bat darum, mit Rebecca beginnen zu dürfen.

»O.k., ich bin oft so wütend«, begann sie. »Ist eben so. Ich finde die Schule zum Kotzen, vor allem diese Affen von Lehrerinnen, die mich immer anmachen. Die anderen Typen in der Klasse sowieso.« Lernen mache ihr schon Spaß, gab sie zu. Allerdings am liebsten zu Hause, für sich. Und auch ohne dieses ständige Nachfragen und Einmischen der Eltern. Auf meine Frage, ob sie ihre Wut denn rauslassen könne oder alles runterschlucke, kämpfte Rebecca mit den Tränen. Sie versuchte, kontrolliert zu reagieren, aber mir wurde klar, dass sie zu Hause irgendwann explodieren würde, wenn sich die Schlinge um ihren Hals zu eng anfühlte. Ihre Energie war gut entwickelt, aber gestaut. Die Hände waren kalt. Ob sie sich denn traue zu tun, was ihr Freude bereite? »Nicht wirklich«, hauchte Rebecca leise. Nun wurden ihre Augen feucht. Sie wolle gehen. Ich sagte ihr, dass ich jetzt allein mit ihren Eltern sprechen wolle. Im Hinausgehen streifte sie meinen Arm und knuddelte mich kurz mit einem leisen Danke.

»Rebecca terrorisiert unsere Familie«, stöhnte der Vater neben der nickenden, verzweifelt und abgekämpft wirkenden Mutter. »Sie brüllt, wirft unkontrolliert mit allen möglichen Gegenständen, egal, ob etwas zu Bruch geht, bedroht ihre zwei älteren Geschwister, schlägt nach ihnen …« Nein, einen Zugang über Gespräche und Zärtlichkeiten finde man nicht zu Rebecca, sie sei abweisend und koche bei jeder Gelegenheit über.

Wir kamen zu dem Ergebnis, dass es angesagt sei, Rebecca gegenüber eine klare Kante zu zeigen, ihre kalten Aggressionen nicht zu akzeptieren. Ab sofort. Nur so seien leider andere familiäre Spielregeln durchzusetzen, die auf gegenseitiger Achtung fußen. Dabei war mir klar, dass Rebecca, ein verkapptes Sensibelchen, einen emotionalen Zusammenbruch erleiden könnte, der aber so, wie die Dinge standen, die einzige Möglichkeit bot, sie dann liebevoll aufzufangen. Begeistert schienen die Eltern nicht von dieser Idee, man wolle das testen, nicht mehr nachgeben.

Kurz nach Ostern riefen mich die Eltern an. Ja, die Festtage seien erwartungsgemäß zuerst fürchterlich gewesen. Man habe Rebecca klare Grenzen gesetzt, sie beim Toben auch festgehalten, dennoch habe es viele Scherben gegeben. Und schließlich den Zusammenbruch, einen stundenlangen Heulkrampf. Dann aber habe sie nach ihren Eltern gerufen und sich in ihrer Mitte angekuschelt, weiter geheult. Nun sei Frieden und das Gespräch über alles möglich. Und auch in der Schule entwickele es sich positiver. Rebecca habe gebeten, mich zu grüßen. Kommen wolle sie vorerst nicht, aber sie ließe sagen, ihre Hände seien jetzt heiß.

Dieses Beispiel zeigte uns einmal mehr, dass sensible Kinder oft einen Panzer von Aggressivität um sich herum schaffen, der am Ende für sie selbst zur dauerhaften Falle wird, wenn Bezugspersonen nicht dagegenhalten. Diese Phase des elterlichen bzw. familiären Widerstandes mag in der Seele wehtun. Und Erfolgt ist nicht immer gewiss, einen Versuch aber ist es immer wert.

Wie sonst sollen diese im Grunde sensiblen Kinder lernen, dass es wenig Sinn ergibt, ihre erlittenen Demütigungen mit verbaler und körperlicher Gewalt gerade in einem Kreis von Menschen abzureagieren, der sich sorgt und bereit ist, sie emotional aufzufangen? Klarheit ist dann unausweichlich. Und Klarheit steht niemals im

Widerspruch zu Liebe, wie manche Menschen das empfinden. Im Gegenteil: Wahre Liebe verlangt nach Klarheit, auch nach Regeln, nach Orientierungshilfe, nach einem Rahmen. Kinder leben in ihrer Welt, sie haben ein Geburtsrecht, sich selbst zu entdecken und zu leben. Ihnen Liebe zu geben, kann in manchem Fall aber durchaus heißen, ihnen zu zeigen, dass es im Miteinander Konsequenzen hat, wenn sie andere Menschen trotz ihrer jungen Jahre in ihrer Freiheit beschneiden.

Gerade das obige Beispiel zeigt es deutlich: Was hilft es dem Kind, wenn die Eltern aus Liebe nicht konsequent sind? Und deutlich wird hier auch, dass die liebevolle Handlung auch darin bestehen kann, für eine gewisse Zeit den Zorn und die Ablehnung des Kindes auf sich zu nehmen, dafür aber langfristig einen heilenden Effekt zu erwirken.

All das ändert nichts an der schon rein statistisch belegten Feststellung, dass Mädchen von ihren Eltern weitaus seltener als Jungen zu uns gebracht werden. Auffällig zugleich, dass in den Anfangsjahren, nachdem das Geistige Heilen freigegeben war, fast nur Frauen zu uns kamen, etwa von Anfang 20 bis ins Greisenalter. Dort, wo sie selbst entscheiden können, suchen sie durchaus unkonventionelle Hilfe, ob bei Krebs oder Beziehungsproblemen. Im Erwachsenenalter sind es die Männer, die sich zieren.

Erfahrungen in unserer Lichtkindergruppe

Sehr aufschlussreiche Einblicke erhielten wir in unserer Licht-kindergruppe in Hannover, die lange Jahre bestand und gut be-sucht war. Sie bot den Kindern eine Plattform, ihre spirituelle Seite voll auszuleben. Spielerisch übten wir Behandlungstechniken, trainierten die mediale Wahrnehmung und vermittelten spirituelles Hintergrundwissen.

Als sehr spannend erwiesen sich Behandlungsübungen – bei-spielsweise behandelten die Kinder ihre Eltern. Ohne große vor-herige Schulung fanden die Kinder die blockierten Stellen, legten Steine (Bergkristalle, Rosenquarze u.v.m) auf die entsprechenden auf. Ein Kind sagte beispielsweise, »Ich habe das Gefühl, hier muss ich etwas zudrücken«, und übte Druck auf einen bestimmten Akupressurpunkt aus, der in Zusammenhang mit den körperlichen Problemen der Mutter stand. Ein Junge begann, in der Aura eines der Väter zu »operieren«, also mit feinen Bewegungen Fäden zu ziehen, Energien herauszuziehen usw. Den Begriff »Aurachirurgie«, wie er als Technik oder gar eigene Schule in der spirituellen Szene bekannt ist, kannte er nicht. Dies sind nur wenige Beispiele, wie die Kinder intuitiv bekannte Heiltechniken entdeckten und an-wendeten.

Dazu muss gesagt werden: All diese teils in moderne Begriffe gefassten Techniken, die häufig als neu betitelt und als Marke ge-schützt werden, sind in Wahrheit uralt und finden sich in heile-rischen Traditionen und Schulen auf der ganzen Welt, ob in Indien oder den schamanischen Kulturen Südamerikas oder Neu-seelands oder auch im Reiki.

Die Kinder haben einen meist unverstellten Zugriff auf das Urwissen, welches in uns Menschen schlummert. Sie folgen - so man sie lässt und ihnen vielleicht einige wenige Grundlagen zeigt - ganz ihrem Gespür für Energien und geben auch die verstandesbetonte Kontrolle über ihr Tun leichter ab. Sie lassen ihre Hände führen.

Natürlich besprachen wir in der Gruppe genauso Probleme, gerade auch Situationen in der Schule und der Gesellschaft. Auch hier zeigte sich das Bild, dass die Jungen bei Widerständen und Konflikten sowie Spott mit einem Rückzug bzw. dem Aufbau eines emotionalen Panzers reagierten, zugleich aber unruhiger wurden, AD(H)S-ähnliche Symptome entwickelten und auch eher zu aggressiven Ausfällen neigten.

Die Mädchen verfolgten dagegen die »Taktik« des Unsichtbarwerdens. Sie zogen sich in sich selbst zurück, entwickelten eher depressive Züge. Nun konnten wir auch nachvollziehen, weshalb Eltern überwiegend nur mit ihren Söhnen zu uns kamen, nicht aber mit den scheinbar unauffälligen Mädchen. Das ist Ausdruck emanzipatorischer Probleme, vor die Mädchen und Frauen in der Geistigen Heilung wie auch im medizinischen Betrieb gestellt sind. Ihre Probleme werden schneller als bei Jungen und Männern als psychisch klassifiziert. Im Gegensatz zu Männern neigen darum viele von ihnen eher zu Therapieformen, die auf kommunikativen und ganzheitlichen Ansätzen aufbauen. Erschwerend wirkt noch immer ein die Generationen übergreifendes Rollenverständnis, das auf Zurückhaltung ausgerichtet ist und als solches verinnerlicht wird.

Umgekehrt brauchten in der Lichtkindergruppe die Jungen deutlich länger, um über ihre Gefühle zu reden, zeigten oft Scham.

Den Mädchen fiel dies in der entspannten Atmosphäre deutlich leichter. Bei den Jungen zeigten sich gewaltige Fortschritte, als ein Vater in der Runde begann, sehr persönlich über seine Erfahrungen zu sprechen: Ausgrenzung im Freundes- und Kollegenkreis, als er sich als »Esoteriker« outete. Ermutigt durch das Vorbild, begannen die Jungen zu reden, was sie sehr erleichterte. Nach und nach kamen auch Aussagen, dass sie bis dato nicht wussten, wie man mit solchen Dingen umgehe bzw. dass sie das Gefühl gehabt hätten, als Jungen nicht über so etwas reden zu dürfen. Der Knoten war geplatzt.

Das war auch eine Lektion für viele Väter: Traut euch zu reden, vermittelt euren Kindern, dass ein »echter« Mann auch zu Schwächen, Gefühlen und Problemen stehen und über sie reden darf. Der Punkt ist: Es verlangt viel mehr Stärke und Mut, über diese Dinge zu sprechen als das einsame »Alles-mit-sich-selbst-Ausmachen«.

Erziehung und Eigenverantwortung

>> Mein Kind soll selbst entscheiden, ob es in der Bahn stehen oder sitzen und was es jetzt zu essen haben will«, sagte uns eine Mutter - über ihr nicht einmal dreijähriges Kind, welches gerade anfing, erste kurze Sätze bilden zu können. Ja, grundsätzlich sollte ein Kind lernen, eine eigene Entscheidung zu treffen, in sich spüren können, was es möchte. Jedoch - auch dies muss es erst lernen dürfen. Einem so kleinen Kind fehlen viele dafür notwendige Dinge: Wissen über die Welt, Erfahrungen, z. B. welches Essen tut mir gut (Süßigkeiten sind lecker, natürlich mag ich sie, aber sind sie auch gesund?). Artikulationsvermögen, abstraktes und logisches Denken - viele dieser Dinge entwickeln sich erst später. So meinte diese Mutter es sicher gut aus dem Bestreben heraus, ein unabhängiges und eigenverantwortliches Kind großzuziehen. Das Kind jedoch zeigte sich heillos überfordert und kam viel besser mit der Großmutter zurecht, die dem Kind zwar viel Freiraum ließ, jedoch schlicht auch mal sagte: »Heute gibt es Spinat und nichts anderes, und du setzt dich jetzt hin in der Bahn.« Um für uns selbst Entscheidungen treffen zu können, benötigen wir Maßstäbe. Wir gewinnen sie aus Lebenserfahrung und - besonders als Kind - durch das Vorbild und die Werte der

Eltern. In frühester Kindheit wird der Grundstein für Dinge wie Moral, ethische Werte, Sozialverhalten, sogar Selbstbeherrschung und Disziplin gelegt. Wer zu dem ach so süßen Kind trotz aller Tränen und Geschrei nicht auch mal »nein« sagen kann, wird später oftmals einen quengelnden Jugendlichen haben, der wenig Frustrationstoleranz besitzt.

Für Eltern ist es zweifellos keine einfache Übung, einen altersgerechten Ausgleich zu finden und abzuwägen zwischen genug Spielraum für Eigenverantwortung der Kinder und legitimen elterlichen Entscheidungen. Das Elternverhalten, insbesondere das von Müttern, schwankt dabei leider oft zwischen Extrempositionen.

Werner: Bianca ist 11 Jahre. Ihre Mutter sitzt angespannt neben uns auf dem Sofa, während ich ihre Tochter behandle. Als ich die Hand auf Biancas Stirn lege, sehe ich das Bild einer halb ausgetrunkenen Wasserflasche und frage, was sie damit verbindet. »Jaja«, bricht es aus Bianca hervor. »Wo auch immer ich gerade bin, kommt Mama angerannt und fragt, ob ich auch genug getrunken habe, selbst wenn ich mit meinen Freundinnen spiele. Voll peinlich. Aber ich habe nicht so viel Durst ...« Ihre Mutter schluckt hörbar und errötet. Dann sagt sie eher fragend und verunsichert: »Ja, aber man soll doch genug trinken, heißt es überall ...?« Ich entgegne scherzend, dass bei ihrer Tochter ja wohl noch keine Demenzgefahr bestehe, so dass man sie zum Dauertrinken anhalten müsse. Dies sei allenfalls sinnvoll, wenn sie die Erfahrung gemacht habe, dass ihre Tochter Dehydrationssymptome gezeigt habe. Dann, wenn sie ihren Durst nicht kontrollieren könne, sei es zweifellos verantwortungsvoll, sie zum Trinken anzuhalten. »Ja eben, Mama. Sicher habe ich Durst, und dann trinke ich doch auch von selbst«, warf Bianca noch ein. Ihre Mutter war den Tränen nahe, aber sie versprach, Zurückhaltung zu üben.

Ganz anders eine Frau, die mich verzweifelt aufsuchte, da sie sich in ihrer Mutterrolle nicht anerkannt fühlte. Ihr Ziel war es, ihrem 9-jährigen Sohn jedmögliche Freiheit und Selbstentscheidung zu lassen. Bei unserem Gespräch regte sie sich über einen Architekten auf, den sie gebeten hatte, Planungen für den Umbau einiger Räume vorzulegen, voran das Kinderzimmer und der Spielboden. Der Architekt hatte den Auftrag nach mehrmaliger Terminverschiebung abgelehnt. Sie zeigte mir entrüstet den Mailwechsel. Darin ihre Begründung für die Terminabsage, deren Wortlaut ich nie vergessen werde:

»Ich würde den Termin für übermorgen absagen. Der Grund liegt schlicht darin, dass mein Sohn sich gerade unsicher geworden ist, ob er nicht doch lieber den Dachboden für sich umgebaut haben möchte oder sein Kinderzimmer mit dem Gästezimmer zusammenlegen möchte. Da dies aus meiner Sicht eine sehr wichtige Entscheidung ist, damit Sie sich ein richtiges Bild machen können, denke ich, dass wir einen späteren Termin vereinbaren sollten. Ich nutze die Sommerferien, um Klarheit zu bekommen. Entschuldigen Sie bitte das Hin und Her, aber ich möchte auf keinen Fall umbauen und dann wieder zurückbauen. Ich melde mich wieder bei Ihnen, sobald wir Einigkeit haben. Ich denke, dies wird dann in gut sieben Wochen der Fall sein.«

Um eines klarzustellen: Dies ist kein Plädoyer für konservative, strenge Erziehung nach dem sprichwörtlichen preußischen Vorbild. Es geht vielmehr darum, einem aktuellen Trend entgegenzuwirken, der das gegenteilige Extrem befolgt. Wie so oft im Leben liegt der beste Weg im gesunden Mittelmaß. Gebt den Kindern einen weiten Rahmen, in dem sie sich bewegen und entdecken können. Die Grenzen mögen weit gesteckt, dafür aber fest sein. Grundwerte des sozialen Miteinanders beispielsweise sind etwas, was jedes Kind später benötigt, um in einer Gemeinschaft bestehen zu können. Selbstbeherrschung muss gelernt werden, da in einem Zusammenleben nicht jeder überall und sofort seine persönlichen

Gelüste befriedigen kann. Denn genau das ist es doch, was wir so oft beklagen heutzutage. Den Egoismus der Menschen, der harmonisches Miteinander und Beziehungen stört und das soziale Klima erkalten lässt. Das Gegenteil eben von Selbstliebe, die Nächstenliebe gebiert. Eine Patientin, die seit langem Lehrerin ist, berichtet, dass sie immer öfter erlebe, dass die Kinder fragen würden, was sie denn bekämen (außer einer ggf. guten Note), wenn sie die Hausaufgaben oder Aufgabe xy erledigen würden. Oder für gutes Benehmen, den Müll raustragen ... Sie meinen damit Belohnungen in Form von Süßigkeiten oder anderen kleinen Geschenken. Weil sie es zu Hause so erleben. Weil die Eltern nicht mehr sagen »Trag jetzt bitte den Müll raus«, sondern dem Kind für alles eine kleine Belohnung geben. Das vermeidet zwar erst einmal Stress und ständige Konflikte, jedoch erweckt es in dem Kind den falschen Eindruck, immer und überall ein Anrecht auf Belohnungen zu haben. Einfach mal etwas uneigennützig bzw. gemeinnützig zu tun, ohne einen direkten Vorteil davon zu haben – das kommt ihnen nicht in den Sinn. Denn es wird ihnen daheim nicht mehr vorgelebt. Und wir wundern uns dann über egoistische Kinder?

Dies ist nicht nur ein Problem der Kinder. Jedoch – wenn wir diese Züge an ihnen in größerer Zahl erkennen, sollten wir dann nicht über uns selbst erschrecken? Die Kinder spiegeln uns, erinnern Sie sich? Sie machen von klein auf die Erwachsenen nach, orientieren sich an dem, was sie vorgelebt bekommen. Und wenn die Eltern oder andere nahe Bezugspersonen sie nicht aufklären, an der Hand nehmen und ihnen auch mal gewisse Dinge als richtig oder falsch vorgeben, verlieren sich die Kinder schnell. Denn entgegen der Meinung so einiger Eltern, die uns begegnet sind, entwickeln Kinder nicht automatisch eine gute Moral oder Ethik. Der Alltag beweist das Gegenteil, wie viele von ihnen feststellen mussten. Erfahrungen und Vorbilder sind die entscheidenden Faktoren. Und jedes Kind bringt einen anderen Charakter mit – weshalb es auch kein Patentrezept zur Erziehung gibt. Das eine Kind benötigt klarere Vorgaben und mehr Begleitung als das andere.

Zu gern wird heute auch die Erziehung an die Schule oder den Kindergarten abgegeben. Da verbringt das Kind ja oft einen großen Teil des Tages. Aber auch hier liegt häufig ein Denkfehler vor. Quantität ist nicht das Entscheidende bei der Prägung der Kinder. Sie orientieren sich nicht etwa automatisch am Lehrer, nur weil sie den länger sehen als ihre Eltern. Von Geburt an sind sie emotional auf die Eltern bezogen, diese sind die ersten Vorbilder und legen stets den Grundstein. Ist dieser beschädigt, können auch die besten Lehrer nicht auf diesem brüchigen Fundament bauen.

Ein weiteres Problem angesichts oft überfüllter Klassen und Kindergartengruppen ist auch, dass schlicht rabaukige, aktive und Grenzen suchende Kinder und Jugendliche deutlich eher als störend und belastend wahrgenommen werden. Genau genommen aber zeigen sie ein für ihr Alter völlig normales Verhalten, mit dem gestresstes pädagogisches Personal nicht befriedigend umgehen kann. Zudem ist ab einem gewissen Alter ohnehin der Freundeskreis wichtiger, das Bestehen unter Gleichaltrigen. Und wie das Kind hier vorgeht, ob es sich in gute oder schlechte Gesellschaft begibt, ob es seinen Weg findet oder nicht, hängt vor allem von dem Fundament, welches die Eltern gelegt haben, ab. Von dem Halt, den das Kind bei ihnen findet.

Es mag auf den ersten Blick als generell positive Entwicklung gesehen werden, dass alte, starre gesellschaftliche Strukturen aufbrechen, wir eine stetig freiere Gesellschaft werden. Homosexualität ist nichts mehr, was geächtet ist, alle Träume und Meinungen, so sie anderen nicht schaden, haben ihren Platz in dieser Gesellschaft. Jedoch gibt es – wie so oft – eine eher schattigere Seite des Ganzen: Nicht alles Althergebrachte ist automatisch schlecht, wie uns gern eingepeitscht wird. Gerade bei den Erziehungsmethoden und den ethischen wie sozialen Werten und Normen gilt es, genau hinzuschauen. Qualitäten wie ein respektvoller Umgang miteinander, Höflichkeit in Anrede und Gespräch gegenüber Älteren bzw. Respektspersonen sind in unseren Augen Dinge, die auch und gerade in einer noch so spirituellen Welt ihren Platz haben und zeitlos sind. Das Leben in der viel gepriesenen göttlichen Liebe beinhaltet Respekt, Rücksichtnahme, Achtsamkeit. Doch all dies scheint immer weniger Wert zu haben. In Geschäften sagen die Menschen oft genug nicht einmal »Hallo« zur Verkäuferin, sondern sagen ohne Vorlauf »Ich brauche x« oder »haben Sie y?«. Dann wenden sie sich nach der Beantwortung oft grußlos ab. Lautes Handygedudel in der Bahn, Jugendliche, die respektlos dumme Sprüche gegenüber jedem ablassen, der ihnen seltsam oder als Spottopfer erscheint, sind weitere Beispiele. Viele Lehrerinnen und Lehrer erzählen von haarsträubenden Erlebnissen in mittlerweile allen Schulformen. Respektlosigkeit gegenüber Lehrern, schlimmstes (Cyber-)Mobbing. Bauen Schüler Mist, schlagen die Eltern zum Schutz ihrer Prinzessin und ihres Prinzen sogleich mit dem Anwalt beim Rektor oder Schulrat auf, statt vielleicht, wie früher üblich, erst einmal das direkte, persönliche Gespräch mit dem betreffenden Lehrpersonal zu suchen.

Zugleich beklagen die Menschen die Verrohung im Internet und mittlerweile auch im realen Leben. Während wir dieses Buch schreiben, wird in den Medien über immer häufigere Angriffe auf Rettungskräfte berichtet. Immer öfter beobachtet man Ungeheuerlichkeiten wie Schaulustige, die bei Unglücken die Rettungsaktionen behindern, um fleißig Fotos und Videos zu machen und hochzuladen. Für uns sind auch diese Vorkommnisse Symptome der Überforderung der Menschen. Durch all die negativen Nachrichten und gewaltigen Umwälzungen (Kriege, Flüchtlingsströme, immer ungewissere wirtschaftliche und politische Entwicklungen, Umweltkatastrophen usw.) sind die Menschen in einen Strudel aus Angst, Wut und ein Gefühl der Hilflosigkeit geraten. Viele wissen mit diesen Emotionen und Gedanken nicht umzugehen, ziehen sich in ein Schneckenhaus zurück, werden egoistisch oder auch aggressiv, wenn sich die angestauten Gefühle und der Druck explosiv entladen. Auch und gerade Jugendliche entladen ihren Druck zunehmend gewaltsam, wird ihnen doch in einigen sozialen Schichten oder je nach Herkunftskultur durchaus Gewalt als akzeptables Konfliktlösungsmittel nahegebracht. Zudem fehlt in immer mehr Elternhäusern die konsequente Ahndung oder Aufarbeitung solcher Verhaltensweisen. Dies ist – wie zuvor schon einmal betont – kein Plädoyer für drakonische Strafen wie in alten Zeiten. Jedoch ist es nicht ohne Weiteres möglich, Autoritätsperson/Erzieher und zugleich beste/r Freund/in des Kindes zu sein, wie man es immer wieder von einigen Eltern hört. Nur der beste Freund zu sein führt oft dazu, dass keine Grenzen mehr aufgezeigt werden aus Angst, das eigene Kind könnte einen ablehnen. Das Ego macht blind für erforderliche erzieherische Schritte.

Stefan: In Elterngesprächen erkenne ich immer wieder, dass die Eltern viel auf das Kind projizieren. Es soll erfolgreicher sein, als man selbst, die Träume der Eltern verwirklichen. Oder die Eltern wollen vom Kind die Bestätigung, dass sie alles richtig gemacht haben – und der Maßstab dafür ist die Liebe des Kindes. Dass es, gerade in der Pubertät, ganz normal ist, dass es zu Konflikten kommt, halten einige Eltern nicht aus. Sie fühlen sich durch die Ablehnung ihres Kindes verletzt, und auch das Wissen, dass das Verbot, eine Konsequenz wegen eines Fehlverhaltens oder die Verneinung eines Wunsches des Kindes richtig war, hilft ihnen nicht. Denn ihr Problem ist ein emotionales, kein rationales. Sie wollen Liebe, die sie sich selbst – wie so viele Menschen – nicht zu geben vermögen. Auch die Sehnsucht nach einem harmonischen

Miteinander wurde immer wieder geäußert. Diesen Wunsch haben wir alle, jedoch ist klar: In der Erziehung gibt es das nicht immer. Und damit müssen wir leben. Der »Erfolg« der Erziehung wird nicht sofort sichtbar. Und das Kind kann, solange es Kind ist, auch keine Auskunft darüber geben. Was nutzt die Liebe des Kindes zu Eltern, die ihm immer alles und ohne Widerspruch gegeben haben, sich bei Fehlverhalten z. B. in der Schule auf die Lehrer stürzen, statt dem Kind den Fehler aufzuzeigen – wenn das Kind später böse gegen die Wand der Realität fährt?

Stefan: Ein krasses Beispiel war eine verzweifelte Mutter, die (und ebenso ihr Mann) wie oben beschrieben gehandelt hatte. Ihr Sohn war respektlos, egoistisch und disziplinlos. Er erlaubte sich immer wieder Frechheiten in dem Wissen, dass seine Eltern schon alles wieder zurechtbiegen würden – egal ob es um die Versetzung in die nächste Klasse via Anwalt, das Beschaffen eines neuen Praktikumsplatzes, wenn der vorherige Betrieb ihn wegen Unregelmäßigkeiten rausgeworfen hatte, oder Ähnliches ging. Sogar durch das Abitur hatten die Eltern ihn geklagt. Nun stand das Studium an. Dieses musste er abbrechen, da seine Leistungen auch durch Klagen nicht zu verändern waren. Aus einer Ausbildung wurde er herausgeworfen wegen Unpünktlichkeit, Respektlosigkeit und gefährlicher Schlampereien an Maschinen. An diesem Punkt konnte die Mutter sich nicht mehr gegen die Erkenntnis wehren, dass etwas auch in der Erziehung falschgelaufen sein musste. Dies stürzte sie in tiefe Depressionen.

Die Liebe zum Kind führt verständlicherweise zu einem Schutzinstinkt – man will sein Kind beschützen vor Schaden und Ungerechtigkeit. Wenn man aber das Problem mangelnder Selbstliebe hat und diese Liebe vom Kind erhalten möchte, wird der Blick unscharf für problematische Entwicklungen. Wie die Mutter beschrieb: Sobald der Junge lieb guckte und seine Unschuld beteuerte, war sie von der Schuld der anderen (z. B. der Lehrer) überzeugt. Dem Vater erging es ähnlich. Zudem musste die Mutter sich eingestehen, den Gedanken nicht ertragen zu können, Fehler begangen zu haben. Schon in ihrem Elternhaus wurden keine Fehler seitens der Eltern eingestanden. Dieses Muster hatte sie übernommen.

Zusammenfassend betrachtet ist es ein Gemisch völlig verschiedener Faktoren, die es Kindern erschweren, Orientierung zu finden: das Aufwachsen im Luxus des reichen Westens, nachlässige Erziehung durch die Eltern und letztlich der Druck, der angesichts der Komplexität der globalen Welt, der unendlich vielen Möglichkeiten und Wege sowie der Erwartungshaltung der Gesellschaft entsteht. Gerade in dieser rasanten Welt müssen die Kinder behutsam, aber auch klar geführt werden.

Mit den Eltern bearbeiten wir, bis auf wenige Ausnahmen, stets dieselben Grundthemen:

1) Versagensängste,

2) mangelnde Selbstliebe,

3) negative Erfahrungen mit den eigenen Elterngesprächen,

4) Entwicklung der eigenen Intuition, Vertrauen auf diese,

5) Vertrauen allgemein: Selbstvertrauen, Vertrauen auf die göttliche Führung,

6) Mut zur Konsequenz, Stärken der Konfliktfähigkeit.

Bei aller Rede von Liebe und dem spirituellen Weg – Liebe beinhaltet und bedeutet auch Klarheit und zuweilen eine gewisse Härte. Was nutzt es dem Kind, in einem Verhalten liebevoll bestätigt zu werden, welches ihm später zum Nachteil gereicht?

Fürs Leben lernen – wirklich?

Kindertagesstätten stehen noch immer nicht in befriedigender Zahl zur Verfügung. Umsichtige Eltern kämpfen deshalb für ihre Liebsten gleich nach der Geburt um einen Platz in einer solchen Einrichtung. Viel Auswahl bleibt da meist nicht, unter qualitativen Gesichtspunkten. Da gibt es immerhin engagiert geführte Kitas, die sogar in »sozialen Brennpunkten« liegen und es dennoch mit viel Liebe und pädagogischem Einfühlungsvermögen schaffen, Kinder unterschiedlichster Herkunft friedvoll und kreativ zusammenzuführen, ihnen Erlebnisräume zu eröffnen, ihnen behilflich zu sein, das Leben bewältigen zu lernen. Andere wieder verstehen sich eher als Vorschule, als Vorhut der An- und Einpassung, der Unterdrückung von Kreativität und gemeinschaftlicher Konfliktlösung. Selbst bei gutem Willen ist es schwer geworden, Kindern Freiräume zu erschließen. Nicht überall gibt es Waldkindergärten oder naturnah gestaltete Freiräume. Kaum Platz für Abenteuer.

Aber ist das nicht auch gefährlich? Das zentrale deutsche Problem ist bei allem, was wir gestalten, die Haftung. Deshalb lassen wir lieber alles, was mit Risiken verbunden sein könnte. Doch: »Wer sich nicht in Gefahr begibt, der kommt darin um«, schrieb

Wolf Biermann einst. Wie und wo aber können Kinder heute noch das Leben üben?

Problemkinder haben zumeist auch Schulprobleme – und die Schule Probleme mit ihnen. Diese können unterschiedlicher Natur sein. Denn Verhaltensauffälligkeiten haben aus der Sicht von Lehrern und Schulverwaltungen ebenso Kinder mit schlechten wie mit guten Leistungen. Ein unausgesprochenes Hauptkriterium für diese Bewertung ist Anpassungsfähigkeit – die der Kinder an die Bedingungen des Schulsystems natürlich.

»Non scholae sed vitae discimus« (»Nicht für die Schule, sondern fürs Leben lernen wir«) – ach, wirklich? Was da seit Generationen für das Leben gelernt wird, ist Anpassung, besser ausgedrückt: Einpassung.

Unser Schulsystem wird andauernd reformiert. Dieser Begriff meint eine planvolle Umgestaltung und Erneuerung vorhandener Verhältnisse mit dem Ziel, sie zu verbessern. Schulreform spottet dieser Definition. Sie besteht darin, alle paar Jahre das rückgängig zu machen, was man damals für zeitgemäß hielt, um dasselbe nach einer Schamfrist und einer Zeit des vermeintlichen Vergessens wieder einzuführen. Oder es wird mit neuen didaktischen Begriffen belegt, was altbekannt und unbewährt ist und bleibt. Einzige Folge: Neue Schulbücher werden gedruckt, oder es gibt sogar für jeden höheren Jahrgang, für jedes Abitur ein eigens in Hochglanz gedrucktes, vor didaktischen Hochschulweisheiten nur so tropfendes Lehrbuch. Eine Verschwendung von Hirn und Geld, ohne dass sich substanziell etwas änderte.

Vergleichen wir, die Autoren, unsere Schulzeiten miteinander oder sprechen heute mit Lehrerinnen und Lehrern, dann sehen wir keine qualitativen Unterschiede. Das Glück für schwierige Schüler besteht einzig und allen darin, durch Zufall auf Lehrerinnen und Lehrer zu treffen, die Talente erkennen und fördern, indem sie zur individuellen Ansprache und Vermittlung befähigt und bereit sind. Quantitativ gesehen sind die Klassenstärken unverändert zu hoch. 30 bis 40 Schülerinnen und Schüler sind keine Seltenheit; unsere Problemkinder übrigens stecken stets in solchen Klassen. Was allerdings neu ist: immer mehr »schwierige« Schüler, immer mehr Lehrpersonal mit Erkrankungen und Burn-out. Dann der vielfach hohe, wenn nicht dominante Anteil an Migranten mit unzureichenden Deutschkenntnissen und anderem Wertekanon. Integration, Inklusion – Schlagworte für »Un-Wirklichkeiten«. Regelbar ist das vielerorts kaum, schöngeredet aber wird es. Neue Qualitäten oder Qualität überhaupt hat so keine Chance, von Zufallskonstellationen abgesehen. Und schließlich fehlt es noch immer an der gesellschaftlichen und infolgedessen finanziellen Wertschätzung pädagogischer Berufe, vom Status des Studienrats mal abgesehen. Länder beharren auf ihrer »Kulturhoheit«, sehen darin sogar eine wesentliche Existenzberechtigung, und streiten sich mit dem Bund über Finanzierung und Zuständigkeiten. Nur: Wer zuständig ist, muss auch gestalten und bereit sein, finanziell zu gewichten. Dort eben liegt in diesem Staatswesen ein grundlegender Widerspruch, geradezu eine politische Lebenslüge, die allein schon jede Politikverdrossenheit nachvollziehbar macht. Kleinstaaterei in der Bildungspolitik hat mit Identitätspflege nichts zu tun und hat sich überlebt.

Zurück zu unseren Kindern: Wenn wir bei Schulproblemen beraten und behandeln, treffen wir fast ausnahmslos auf Kinder mit hoher Intelligenz. Das ist nicht nur unser subjektives Empfinden. Denn mancher Konflikt, den Eltern mit Schulen und Schulbehörden austragen, kann nur in einigermaßen gesittete Bahnen zurückgesteuert werden, wenn wir den Eltern zu einem Intelligenztest raten (gegen ihren und unseren Geschmack). Ist ein ungewöhnlich hoher Quotient erst einmal erwiesen, muss man die störenden Kinder ja doch etwas ernster nehmen und die disziplinarische Keule wieder im Schrank verstauen.

Hochsensible, intelligente Kinder reagieren in dieser Situation mit Rückzug und Trauer, somatisieren den Druck mit chronischen Krankheiten. Ihnen wird durch das System und seine Repräsentanten ebenso Gewalt angetan wie jenen Kindern, die robuster sind, aber ihrerseits mit Aggression und Gewalt reagieren.

Werner: Lars und ich haben es uns nach der energetischen Behandlung gemütlich gemacht. Er ist damit einverstanden, dass seine Mutter draußen wartet. Erst sprechen wir über seine heilenden Kräfte und medialen Wahrnehmungen. Dann scheint der Zeitpunkt günstig, ihn auf eine Situation neulich anzusprechen, die im Unterricht zur Eskalation führte. »Und warum hast du dem Lehrer eine runtergehauen?«, frage ich. Lars erklärt mir ganz ruhig den Hergang. Der Lehrer spotte ständig über ihn, da er selten die Hausaufgaben vollständig erledige. In der Klasse werde er dafür gehänselt. Irgendwann sei es passiert, dass er einen Mitschüler aus Wut über alles verprügelt habe. Und nun sei es eben auch mit dem Lehrer passiert, als der bei der Rückgabe einer Arbeit – wohlgemerkt mit guter Note – über ihn gespottet habe. Lars schaut mich offenherzig an und fragt, ob ich das denn nicht nachvollziehen könne? Der Lehrer sei eben ein A...loch. Ich gestehe, ebenso offenherzig, dass ich Lars verstehen könne. Wer hätte hier denn wohl zu lernen? Und: Nicht auszudenken, was mit Lars geschähe, wüchse er in einer überforderten, gleichgültigen Familie auf, mit Eltern, die sich nicht kümmerten aus Angst vor Autoritäten, Minderwertigkeitsgefühl, Scham, aufgrund eigener starker Belastung – weshalb auch immer. Dieses Schicksal aber teilen viele Kinder, die in vergleichbaren Situationen stecken wie Lars.

Andere Kinder wiederum geraten in eine sich selbst verstärkende Falle, aus der sie ohne Hilfe nicht mehr herauskommen, vor allem dann, wenn sie Schulangst entwickeln, vor unangenehmen Situationen wie Tests Übelkeit vortäuschen und krank zu Hause bleiben. Dieses Verhalten kann unversehens zur Regel werden.

Werner: Timo sitzt verschlossen und mit verschränkten Armen vor mir. Seine Mutter berichtet, er gehe jeden Tag zunächst wortlos zur Schule, um dann auf der großen Innentreppe des Gebäudes wieder umzukehren. Er behaupte, ihm sei speiübel und er müsse sich übergeben, wenn er weitergehe. Gespräche mit dem Schulpsychologen seien ergebnislos verlaufen, mittlerweile drohe die Schulverwaltung unter Verweis auf die Schulpflicht mit polizeilichen Maßnahmen. Als ich Timo betrachtete, wurde mir klar, dass ich weder mit Gespräch noch mit Handauflegen eine Chance haben würde. So entschloss ich mich, eine Paradoxie zu wagen. Ich zwinkerte der Mutter zu. Dann schüttelte ich, zu Timo gewandt, heftig den Kopf und sagte: »Du spinnst doch, echt.« Timo wurde wütend und brüllte mich an: »Wieso?!« – »Du spinnt doch, dass du jeden Morgen aufstehst, dich duschst, frühstückst, den Ranzen packst, eineinhalb Kilometer zur Schule gehst, um dann auf der Treppe umzukehren! Was ist denn das für ein Quatsch? Weißt du was: Ab morgen früh bleibst du ab jetzt jeden Tag liegen und stehst erst auf, wenn du Bock hast zu frühstücken. Ist das klar?«

Timo starrte entsetzt seine Mutter an, dann brüllte er mich an, ich hätte einen Knall, nicht er. Und er wolle sofort hier weg. Damit stand er auf und rannte auf den Flur. »Rufen Sie gern an«, konnte ich der etwas mitgenommenen Mutter gerade noch zuflüstern. Timo fand das Gespräch bei mir zum Kotzen, nicht mehr die Schule; er ging jetzt hin und blieb.

Wut und Trauer oder Wut und Gewalt, schließlich Schulangst. Alles ist untragbar, eben weil im Kern der Sache unser Bildungssystem untragbar ist – Strukturen, die sich in den meisten Feldern der Berufsausübung und an den Hochschulen fortsetzen. Bildungspolitik aber fährt fort in einer Gemengelage von Mangelverwaltung, geradezu dogmatischem Provinzialismus, Scheinreformen und aufgeblasener Rhetorik über die ach so große Herausforderung, Lernen und Lehren an die Unwägbarkeiten der digitalen Revolution anpassen zu wollen. Doch: Andere Länder machen uns vor, was zu tun wäre, seit langem schon.

Wie sehr das digitale Zeitalter das Verhalten unserer Kinder prägt, haben wir schon beschrieben. Dies wird ebenso wenig bedacht wie die stark zunehmenden energetischen und medialen Potenziale der Kinder. Diese entfalten sich oft in einem ausgeprägt »reifen« Sozialverhalten, wie das nächste Beispiel zeigt.

Werner: Markus ist in der vierten Grundschulklasse, wird aufs Gymnasium wechseln. Die Mehrzahl seiner Lehrer beklagt sich über seine angebliche Aufdringlichkeit im Unterricht. Seine Mathematiklehrerin kritisiert, Markus sei »übermotiviert«. Seine Eltern und ich sitzen fassungslos beim Gespräch, Markus lächelt. Wir basteln an möglichen Auswegen und einigen uns darauf, dass die Eltern in einem Termin mit der Mathelehrerin die Vorschläge unterbreiten, sie möge Markus entweder schwierige Matheaufgaben geben, die sie vielleicht auch selbst nicht lösen könne, oder aber ihn bitten, schwachen Matheschülern die Rechenweisen zu erklären.

Nach einigem Widerstand stimmt die Lehrerin schließlich dem Experiment zu, dass Markus mit unterrichtet. Der Erfolg löst Erstaunen aus: Markus erklärt seinen Mitschülern einfühlsam das Rechnen. Das schlägt sich in der nächsten Klassenarbeit derart nieder, dass keine Arbeit »unterm Strich« bewertet werden muss. Nun bekommt die Lehrerin selbst im Kollegium Stress, wie wir erfahren: Wie sie denn ihr Punktesystem gestrickt habe und wie sich dieser auffällige Notenspiegel erkläre?!

Werner: Ich muss an eine vergleichbare Szene meiner eigenen Schulzeit denken, Klasse 11. In Mathe hatte ich längst resigniert, mich an »mangelhaft« gewöhnt und eben auf Notenausgleich gesetzt. Ein Vertretungslehrer, bei dem ich sonst nie Unterricht hatte, bat mich an die Tafel, stellte mir eine schwierige Aufgabe – und lenkte mich mit Engelsgeduld und ruhigen Gegenfragen zum Ziel. Er dachte und fühlte sich spürbar in mich hinein. Erst reagierte ich bockig, dann erstaunlich gelassen, zum Schluss scherzten und lachten wir miteinander. Und ich löste zu meinem Erschrecken eine dieser Horroraufgaben. Was ist so schlimm daran, denke ich heute oft, wenn eine Lehrerin/ein Lehrer einmal im Schuljahr eine Stunde mit einem schwächelnden, entmutigten Schüler verbringt? Auch andere in meiner Klasse begriffen in dieser Stunde mehr als beim anderen Lehrer. Wir haben überall die Zeit, die wir uns nehmen – selbst in einem noch so chaotischen und zeitraubenden System.

Schule kann durch Frust und unnütze Wissensanhäufung wahrhaft viel Lebenszeit stehlen. Sie könnte aber auch schenken: Zeit und Raum, um unser Leben sinnvoll zu gestalten.

Es ist nicht so, dass es keine Ansätze dazu gäbe. Wir schreiben hier aber nicht über Schulpolitik, sondern müssen uns darauf beschränken, Gründe und Zusammenhänge aufzuzeigen, warum manche Kinder leider schwierig bleiben.

Analphabeten?!

2004 traf Werner mal wieder seinen alten Freud Otto Stender, einen umwelt- und sozialpolitisch engagierten Buchhändler aus Hannover. Der erzählte aufgeregt von seinem Erlebnis mit einer Schülerin, bei der niemandem aufgefallen war, dass sie nicht lesen konnte. Otto begann mit ihr zu üben und brachte sie mit diesem Engagement zu einem Schulabschluss, den sie sonst nie erreicht hätte. Für ihn stand der Entschluss fest, dass diese Erfahrung Folgen haben müsse. So wurde beim Abendessen die Vereinsgründung diskutiert. Kurz darauf gab es den ersten »Mentor e.V.«, heute ein bundesweit agierender Zusammenschluss, in dem sich »Mentoren« ehrenamtlich darum kümmern, benachteiligten Schülerinnen und Schülern das Lesen beizubringen. Eine ganz wunderbare Initiative, an der tausende engagierter Frauen und Männer mitwirken, unterstützt von Schulen, Politik, Verwaltungen und prominenten Förderern. Das ist gut so.

Und doch bleibt die Frage: Warum kann es in unserem Regelschulsystem vorkommen, dass Analphabetismus unbemerkt bleibt?

Es wäre ein folgenreiches Missverständnis zu glauben, nur ehrenamtliches Engagement könne die Tücken und Lücken des öffentlichen Systems schließen. Ein politisch beliebtes Denken, um Geld zu sparen, wo nicht gespart werden darf, sondern drastisch aufgestockt werden müsste. Analphabetismus in Deutschland ist ein Skandal und keineswegs ein auf Migranten beschränktes Problem. Statistisch sind etwa 7,5 Millionen Menschen in Deutschland »funktionale« Analphabeten, d. h. sie sind nur sehr begrenzt in der Lage, Texte zu erfassen und zu verstehen oder sich schriftlich zu äußern. 2,3 Millionen Menschen (4 Prozent der Gesamtbevölkerung) zwischen 18 und 64 Jahren sind nach dieser Statistik von 2016 Analphabeten im engeren Sinne.[24]

Das Bundesministerium für Bildung und Forschung versucht aufgrund dieser erschreckenden Zahlen gegenzusteuern mit einer Dekade für Alphabetisierung.[25]

Scheuen Sie sich nicht, bei Problemen im Familien- oder Freundeskreis oder bei Nachbarskindern über diese Kontakte Hilfe zu suchen.

Aggressivität, Kinder – und Jugendkriminalität

Das leitet über zu einem noch schwierigeren Thema, mit dem wir in den Praxen meist nur bei Kindern zu tun haben. Doch in dem Alter können wir noch Einfluss nehmen, wenn Kinder stehlen oder prügeln. Ein Problem sehen wir aber auch hier in falsch verstandener Nachsicht. Kriminalität bei Heranwachsenden mag noch so verständnisvoll aus dem sozialen Milieu heraus erklärt werden. Sie ist am Ende immer eine Mischung aus erzieherischer Inkonsequenz oder Inkompetenz und falscher Rücksichtnahme, auch auf Seiten der öffentlichen Institutionen. Natürlich gibt es Motive wie Neid oder Herrschsucht, das Sichbeweisen in einer Gang. Natürlich fehlt es vielen Kindern an Orten für Abenteuer, an denen sie zur richtigen Zeit wachsen können. Aber wenn Grenzen überschritten sind und andere Menschen geschädigt werden, sind Toleranz und Nachsicht fehl am Platz.

Die Kindheit ist somit zwar Erklärung, aber keine Rechtfertigung. Sicher sollten Täter die Möglichkeit zur Resozialisation erhalten, jedoch gehört dazu auch zu lernen, wo Grenzen sind. Dies kann - so sehr man es auch bedauern mag - oft nur über entsprechende Konsequenzen geschehen.

Schauen wir uns Kriminalstatistiken oder Täterakten an, dann beginnt die jugendliche Kriminalitätsgeschichte mit leichteren Delikten und milden Verwarnungen und endet irgendwann bei gefährlicher Körperverletzung, ohne dass es wirklich einmal zur Gefängnisstrafe gereicht hätte oder soziale Arbeit angesagt worden war. Es geht uns nicht um unmenschliche, gnadenlose Urteile. Falsch verstandene Menschlichkeit aber besiegt nicht die Unmenschlichkeit. Sanktionen müssen wehtun dürfen. Gnade setzt erst einmal Strafe voraus, sie ist nicht ihr grundlegender Ersatz. Gnade nach Recht, nicht schon davor.

Einmal waren wir Zeugen eines Raubüberfalls zweier Skinheads auf eine alte Dame, die Tage darauf dem erlittenen Schock erlag. Als wir einen der sonnengebräunten Täter beschrieben, stöhnte der Kriminalhauptkommissar. Ja, der sei 15 Jahre alt, gerade von einer Freizeit aus Spanien zurück, zu der eine Richterin ihn vor sechs Wochen »verurteilt« habe. Und nun gefährliche Körperverletzung mit Todesfolge ...

Just zur selben Zeit wurde Werner als Unternehmensberater angefragt, ob er helfen könne, alternative Vollzugsmaßnahmen in Deutschland hoffähig zu machen. Die setzten darauf, jugendliche Straftäter - in einem sogar offenen Vollzug - mit körperlichem Training (z. B. Kampfsportarten) sowie klaren und kontrollierten Vereinbarungen in ein selbstverantwortetes soziales Zusammenleben zu begleiten, kombiniert mit Ausbildungsmodulen und Abschlüssen. Dies ist ein Resozialisierungsmodell, das durch die amerikanischen *Glen Mills Schools* längst als erprobt und erfolgreich gelten kann, und im Gegensatz zum deutschen Regelvollzug können die *Glen Mills Schools* erstaunlich geringe Rückfallquoten vorweisen. Obwohl jährlich auch deutsche Jugendstraftäter von den *Glen Mills Schools* aufgenommen werden, bestand die Reaktion bei allen politisch verantwortlichen Stellen in schroffer Ablehnung.

Zahnlose Tiger werden nicht gefürchtet, sondern verhöhnt. Klare Worte allein reichen auch nicht, Taten, präzise Vorgaben und Wegmarken hingegen schon. Hier sollte sich fortsetzen, was wir oben zu erzieherischen Grundsätzen angemerkt haben.

Wenn die Probleme
bleiben – »große Kinder«

In manchen Fällen begleiten wir Kinder bis ins Erwachsenenalter hinein. Schon Heranwachsende kommen oft allein,
wenn sie schulischen Stress haben, Probleme in einer Beziehung,
mit Alkoholgenuss oder Drogen. Wenn es gut läuft, »schleichen«
die Probleme sich langsam aus, vergrößern sich die Behandlungs-
abstände. Oder die jungen Patienten kommen nach einigen Jahren
wieder vorbei, weil sie nach eigener Einschätzung mal wieder
einen Rückfall in alte Muster haben und eher heilerische Hilfe
suchen als psychiatrische. Das geschieht in beruflichen Krisen,
bei Stress in der Ausbildung, wenn aggressives Verhalten durch-
bricht oder auch bei ungebremstem Medienkonsum, der bei
vielen jungen Menschen zu Konzentrationsproblemen und Kopfschmerzen führt.

Ein dramatisch zunehmendes Problem junger Erwachsener,
die über eine gut entwickelte Energie oder gar Heilkraft verfügen
(was vielen von ihnen nicht einmal bewusst ist), sind plötzlich
auftretende Energieblockaden, die den Fluss der Lebensenergie
durch das Halschakra unterbinden. Dann entstehen für die Medizin völlig unerklärliche psychische und körperliche Symptome,

deren Ausprägungen sichtbar sind, während die Ursachen und Auslöser rätselhaft bleiben. Extrem gefährlich sind die dabei auftretenden Herz-Kreislauf-Probleme, vor allem Bluthochdruck. Zu uns kam eine Patientin, die mit 28 Jahren einen Schlaganfall erlitten hatte. Zuvor hatte sie jahrelang heftigste Migräne gehabt. Die war plötzlich weg, dafür war die linke Körperseite gelähmt. Was die junge Frau nicht wusste: Sie hatte eine überdurchschnittlich starke Heilkraft, die sich gestaut hatte. Das Herz versuchte dann, gegen den Energieverschluss anzukämpfen, was zum Schlaganfall führte. Wie wir von befreundeten Medizinern wissen, nehmen solche – aus Sicht der Schulmedizin – unerklärlichen Schlaganfälle zu und treten sogar bei Kindern auf. Heilerisch können wir diese Stausituationen wahrnehmen und auch energetisch lösen. Wäre die oben genannte Patientin ein Vierteljahr früher gekommen, hätten wir vermutlich Schlimmes verhindert. Aus Erfahrung wissen wir: Hinter manchem klinischen Krankheitsbild steckt ein solcher Energiestau. Sehr oft verschwinden Symptome sofort oder in kürzester Frist nach einer energetischen Behandlung.

Wenn man so will, ist das die gefährliche Kehrseite des Anstiegs unserer eigenen Energien. Aber dafür gibt es auch Gründe, die in der Vergangenheit unserer menschlichen Entwicklung liegen, nicht in diesem gegenwärtigen Leben. Wer so etwas zurückweist und nicht akzeptieren mag, findet keinen Weg, das zu heilen.

Keine Therapie, auch nicht unsere, garantiert, dass bei Mädchen und Jungen die Probleme nach der Pubertät und beim Eintritt in die Phase der Eigenverantwortung schwinden. Dabei ist es unerheblich, ob Eltern ihre Kinder aufatmend mit der Volljährigkeit in eine tatsächliche oder vermeintliche Selbstständigkeit »entsorgen«, sich also keine Sorgen mehr machen und nicht mehr fürsorgend sind, oder ob sie zur Spezies der »Helikoptereltern« zählen, die, spöttisch formuliert, geneigt sind, ihre Kinder samt deren Problemen betreuend zu überleben. Statt ihnen klarzumachen, das ebendies ihren Sprösslingen jede Möglichkeit nimmt, im Leben zu wachsen, gibt es etwa Universitäten, die in Hörsälen bewusst Raum schaffen für Elternbegleitung in Vorlesungen. Der Wechsel zur »Alma mater«, der geistig nährenden Mutter, sollte doch besser nach Abnabelung von der leiblichen Mutter erfolgen. Ist diese Tropfgesellschaft die Lösung?

Viele junge Erwachsene kriegen die sprichwörtliche Kurve nicht, brechen Ausbildungen und Studium ab, leben in Armut, nehmen Drogen, werden alkoholabhängig und gar kriminell. In nicht wenigen Fällen kommt es zu starken psychischen Problemen, ausgehend von Prüfungsängsten, dem Gefühl, sowieso ein Versager zu sein. Manche tauchen ab, fliehen vor Kontakten. Andere wiederum beginnen zunächst ein »normales« Leben, brechen aber durch einschneidende Erlebnisse, wie z. B. die Trennung vom Partner, plötzlich psychisch zusammen und entwickeln ein regressives Verhalten, ein Zurückfallen in kindliche Verhaltensmuster. So hart es klingt: Viele Eltern begehen in solchen Fällen den Fehler, ihre Rolle wieder einzunehmen, kümmern sich oftmals mehr um ihre erwachsenen Kinder, als sie es in deren Kindheit und Jugend taten. Damit stabilisieren sie nur diese vielen kleinen und großen Fluchten vor dem Lernen, das das Leben ausmacht.

Therapeutisch stehen wir dann vor einem doppelten Problem: einmal den Eltern bei allem Verständnis klarzumachen, dass sie durch Ersatzhandeln ihren Kindern nicht dienen, andererseits den erwachsenen Kindern zu verdeutlichen, dass ein Ausweg nur darin bestehen kann, ihre Eigenverantwortung zu erkennen und anzunehmen. In diesen Doppelbindungen spiegeln sich letztlich Muster, die zur Kinder- und Jugendzeit zwischen Eltern und Kindern entstanden sind und nicht gelöst wurden.

Werner: Johannes ist 32. Seine Eltern, beide über 70, sind mit ihm gekommen, begleiten ihn mit verzweifelter Miene bis ins Behandlungszimmer. Als ich sie laut bitte, draußen zu warten, protestiert Johannes weinend mit unverständlichen Klagelaute. Sein Verhalten erinnert an das eines nicht sprechen wollenden Kleinkindes. Er lächelt vor sich hin, schaut mich wie abwesend an, entrückt in eine andere Welt. Er genießt grunzend meine energetische Behandlung, wie das Kind ein Wannenbad. Was mir klar ist: Hinter dieser Fassade, die er mit riesigem Kraftaufwand aufrechterhält, schlummert das Wissen um die Wirklichkeit, vor der er in diese Scheinkindheit entflohen ist. Beim zweiten Behandlungstermin konfrontiere ich ihn damit, sage ihm ruhig und deutlich, dass er die Kraft hat, seine Situation auch als Erwachsener zu bearbeiten und in ein normales Leben zurückzufinden. Eine Zeit lang hört mir Johannes scheinbar unbewegt zu. Das »blöde« Lächeln wird krampfhaft. Dann springt er unversehens mit gewaltiger Kraft von der Liege, ballt die Fäuste und beginnt, auf mich einzuschlagen. Wie zum Beweis der ihm innewohnenden Kraft. Aber er nutzt sie dazu, meinen Angriff auf seine Theaterrolle abzuwenden. Mit Erfolg. Die entsetzten Eltern trösten ihn wie ein schreiendes Wiegenkind, entschuldigen sich für ihren Sohn und verlassen entmutigt die Praxis. Einen Tag später ruft Johannes' Mutter mich noch mal an. Sie sei nun auch der Meinung, dass das Verhalten ihres Sohnes ein Maskenspiel sei. Denn es komme manchmal vor, dass er plötzlich ganz vernünftige Sätze zu irgendeinem Thema von sich gebe.

Behandlungserlebnisse wie diese sind nicht gerade erbaulich. In den Einrichtungen, in denen diese Menschen untergebracht sind, nimmt man sie, wie sie sind, erzwingt Selbstständigkeit allenfalls bei der Fortbewegung oder bei Mahlzeiten. Ähnlich ergeht es uns bei vielen Behandlungen, bei denen Psychopharmaka und Klinikkarrieren im Spiel sind. Betroffene sind keineswegs dazu verdammt, auf Ewigkeit in solchen Zuständen zu verharren. Doch wie weit wir auch kommen: Wenn Menschen nicht bereit sind, in ihre Eigenverantwortung zurückzukehren und schwierige Phasen durchzustehen, nützt keine Therapie, die genau darauf setzt.

Nirgendwo wird deutlicher, was das Motto »Hilfe zur Selbsthilfe« bedeutet. Auf rein energetischer Ebene heißt es, dem Körper einen Anstoß zu geben, sich selbst zu regenerieren. Kommt menschliche Verantwortlichkeit ins Spiel, ist Heilung nur möglich, wenn Eigenverantwortung wahrgenommen wird. Wir kennen auch junge Erwachsene, die nach unserem »Hinterntritt« umgehend Alkohol- und Drogenkonsum eingestellt und sich über die Entzugsphase haben begleiten lassen. Es geht also, wenn dem Willen Raum gegeben wird, sobald seine Zeit gekommen ist.

Wir sind nicht kaltherzig, wohl wissend, wie sehr Eltern in solchen Situationen (mit-)leiden. Doch die Freiheit menschlichen Willens reicht weiter und ist bedeutender, als wir es mit unserem oft ausgeprägten Helfersyndrom begreifen und zulassen mögen.

Stefan: Ähnlich gelagerte Fälle erlebe ich recht häufig: Frauen und Männer Mitte zwanzig oder auch älter, die nicht in der Lage sind, für sich zu entscheiden. Eine Klientin ließ all ihre Behördenangelegenheiten immer noch von ihrer Mutter erledigen, ein 28-jähriger Student im zwölften Semester bekam es nicht ohne Hilfe seines Vaters hin, sich für Vorlesungen anzumelden oder sein Geld zu verwalten – die Eltern zahlten es ihm wöchentlich aus.

Dies sind nur zwei Beispiele. In beiden Fällen hatten die Eltern schon in der Kindheit nichts vom Kind verlangt oder beim kleinsten Widerstand des Kindes (was gerade in der Pubertät normal ist) damit aufgehört. Natürlich will der pubertierende Knabe keinen Müll raustragen, sich kein Praktikum suchen. Oder das Mädel will sich lieber mit ihren Freundinnen und den Jungs beschäftigen, als für das von ihr heiß ersehnte 800-Euro-Smartphone einen Ferienjob anzunehmen. Nur ist es nicht hilfreich, wenn die Eltern, um sich die Liebe des Kindes zu sichern, hier alles für das Kind tun – und im Erwachsenenalter nicht damit aufhören.

Der Gipfel meiner Erfahrungen war ein 43-jähriger Klient, der sich wunderte, weshalb er einfach keine Freundin fand. Er wohnte immer noch daheim, seine Mutter kümmerte sich um alle Belange »ihres Sonnenscheins« (sie war bei der Behandlung auch mit dabei) und beäugte eifersüchtig jede Frau, die ihr Sohn mal mitbrachte – und agierte gegen diese, da die Frauen ihr ja »ihren« Sohn wegnehmen könnten. Dies ist ein extremes Beispiel von Eltern, die nicht loslassen können. Da die Mutter hier völlig uneinsichtig bezüglich ihres Anteils an der Problematik war und der Sohn auch nicht aus der durchaus bequemen Situation daheim ausbrechen wollte – so stark war dann der Wunsch nach einer Partnerin offenbar doch nicht –, brach ich die Therapie in der dritten Sitzung ab. Zumal ersichtlich wurde, dass die Erwartung an mich war, ich könne etwas an der Situation verändern, ohne dass er sich verändern müsse. Er hielt sich für eine gute Partie, und es könne doch nur karmische bzw. generell energetische Gründe dafür geben, dass er keine Partnerin finde. Im Ansatz hatte er sogar recht: Das »Karma« besteht hier allerdings darin, eine alte energetische Bindung mit der Mutter zu lösen – und unabhängig davon Eigenständigkeit und Eigenverantwortung zu übernehmen. Vor allem wenn man Kinder haben will und dann für diese Verantwortung trägt. Doch diese Erklärungen verpufften – und an dem Punkt können weder Psychologe noch Heiler etwas ausrichten. Die jahrzehntelange »Konditionierung« der Mutter, ihre eigenen (Verlust-)Ängste usw. erschweren die Situation natürlich.

Je länger und tiefer sich Denk-, Emotions- und Verhaltensmuster einprägen, gerade wenn sie von klein auf bestehen, desto schwerer sind sie aufzuarbeiten.

Dies alles zeigt auch: Auffälligkeiten beschränken sich längst nicht nur auf Kinder. Und die Fortsetzung mancher Probleme, die typologisch in den AD(H)S-Korb gepackt werden, sind auch nicht nur darauf zurückzuführen, dass Kinder zwangsläufig älter werden, als Heranwachsende eingestuft werden und dann eben erwachsen sind. Erinnern wir uns an das eingangs geschilderte Wechselverhältnis von Reizflut und Reizsucht, das unser Leben heute prägt, dann ist es doch mehr als plausibel festzustellen, dass es nicht nur die Welt der Kinder prägt. Immer mehr Erwachsene suchen uns auf mit Problemen, die genau in diesen Überforderungen gründen, überlagert durch die immense Beschleunigung von Abläufen auch in den Arbeitswelten, durch Rationalisierungen, zwischenmenschliche Spannungen und Mobbing. Wir sind auf dem Weg in eine Burn-out-Gesellschaft. – Ein weites Feld, das wir hier nicht beschreiten wollen und können.

Ermutigung für Eltern: Erziehen im »magischen« Zeitalter

Wenn, wie eingangs festgestellt, der Begriff Problem für etwas Ungelöstes steht, dann stellt sich die Frage, wie wir denn an der Schwelle eines »magischen« Zeitalters unsere Leben und unser Gemeinschaftsleben gestalten wollen. Das ist die Zukunftsfrage schlechthin. Schwierig, eben weil uns schon die Digitalisierung überfordert.

Vielleicht schauen wir doch einmal viel tiefer in den Spiegel, den unsere Kinder uns bieten, begreifen die Geschenke, mit denen diese Generation für eine andere Welt ausgestattet ist, anstatt ihre Lebendigkeit mit Sanktionen und Chemie zu ersticken. »Er-lösen« wir sie daraus, sollten wir Lösungen finden. Kinder provozieren, fordern heraus. Nehmen wir das an, stellen wir uns der Aufgabe. Tun wir es nicht, weil wir alles nur problematisch finden, betreiben wir Gegenwarts- und Zukunftsverweigerung.

Entwickeln Sie den Mut und ergreifen Sie die Chance, mit Ihren Kindern zu wachsen!

Mit diesem Buch werden wir uns keine neuen Feinde machen, denn die Gegner und Feinde alternativer Ansätze sind längst aktiv. Es sind dieselben, die beispielsweise auch heute noch die Homöopathie als Placebo-Unsinn bekämpfen, den besser keine Krankenkasse bezahlen sollte.

Es ist schwer, sich mit Feindlichkeit auseinanderzusetzen. Das ist nur mit Gegnern möglich, die noch menschliche Kriterien achten und eine Kommunikationskultur pflegen, die Verständigung ermöglicht, wenigstens aber kreativen Streit.

Auch Sie, liebe Leserin/lieber Leser, mögen gegen unsere Auffassungen und Vorschläge (vor-)eingenommen sein. Aber begraben Sie Feindseligkeit. Sie ist genau genommen eine Fehlbezeichnung in sich, denn das sich immer mehr ausweitende Feindesdenken ist das Unseligste an unserer Zeit. Selig sind bekanntlich nur die Sanftmütigen – denn ihnen gehört das Erdreich, wie wir im Matthäusevangelium lesen. So und nicht anders möge es wieder sein und bleiben.

Wir halten es für sinnlos, bei interessengeleiteten Gruppen und der von ihnen weithin abhängigen Politik um Anerkennung zu betteln. Die Zeit arbeitet von selbst gegen autoritäre Herrschaftsstrukturen und moderne Formen der Inquisition. Und wohin die Reise geht, können wir von den »aufmüpfigen« Kindern lernen, die sich nicht in die normierten Formen pressen lassen. Aber dort, wo Klarheit notwendig ist, möge sie auch Ihr Handeln bestimmen, zum Wohle Ihres Kindes.

Wichtig ist: Haben Sie den Mut, zu Ihrer Wahl der Wege und Mittel zu stehen. Das betrifft Therapieformen ebenso wie Ihre Auffassung von Erziehung. Und mischen Sie sich ein. Suchen Sie Verbündete, beispielsweise dann, wenn es in der Kita oder in der Schule Bestrebungen gibt, »auffällige« Kinder auszugrenzen, oder bei ungerechtfertigten Schuldzuweisungen gegen Kinder und Eltern. Drängen Sie auf Veränderungen. Darauf, dass qualifiziertes und ausreichend Personal eingesetzt wird, dass bauliche Veränderungen so vorgenommen werden, dass wirklich kindgerechte und die Kreativität fördernde Spiel- und Lernumfelder entstehen.

Für die zunehmende Politikverdrossenheit gibt es nachvollziehbare Gründe. Als sogenannte Protestwählerinnen und -wähler tragen Sie jedoch der Erfahrung nach nur dazu bei, windigen Kräften zu Mandaten zu verhelfen, die all diejenigen Potenziale eines demokratischen Systems mit Füßen treten, die einen Wandel unter demokratischer Mitwirkung ermöglichen. Klar aber ist, dass sich mehr verändern muss an den oft zu Ritualen erstarrten Abläufen in diesem Land. Engagieren Sie sich in Elternbeiräten, in Initiativen. Fordern Sie mehr Geld, mehr Personal und transparente Planungsprozesse unter Einbindung Betroffener, was die Rahmenbedingungen anbetrifft, die Ihren Kindern in Familien, Kindertagesstätten, Horten, Schulen und weiterführenden Ausbildungen ein liebevolles Umfeld ermöglichen.[26]

Im Bereich des Heilwesens unterstützen Sie bitte, wenn Sie davon überzeugt sind, auch öffentlich ganzheitliche Therapieformen gegen die immer aggressiveren Kampagnen der Pharmaindustrie und die mit ihr kooperierenden Interessenverbände mit ihrer massiven polarisierenden Einflussnahme auf den Wissenschaftsbetrieb, auf Krankenkassen und Politik. Das Gesundheitswesen der Zukunft ist geprägt von wechselseitigem Respekt, vom Zusammenwirken zum Wohle der Patienten und von der Freiheit, Behandlungsformen des eigenen Vertrauens zu wählen. Jede Form ideologischer Gleichschaltung im Gesundheitswesen steht dem entgegen.

Eine Heilung und ein Heilwesen, die in der Liebe gründen, kennen nur eine Norm: Vielfalt und Achtsamkeit. Abweichungen davon sind erlaubt, aber wenig sinnvoll, denn sie sind die Wurzeln von Krankheit.

Was Sie suchen, wenn Sie ein Buch wie dieses lesen, ist Rat und Hilfe. Wir können das nur begrenzt leisten, weil wir uns nicht für allwissend und neunmalklug halten. Und weil uns und vielem auch rechtliche Grenzen gesetzt sind.

Wir hoffen, dass wir Ihnen dennoch einen anderen Blick auf die Probleme und Potenziale Ihrer Kinder eröffnen und Sie zu anderen Wegen ermutigen konnten. Unser Anliegen ist es, Ihnen zu zeigen, dass das Leben mit Ihren Kindern nicht »Leid-Pfaden« folgen muss, sondern auf Ihren reflektierten, selbstbestimmten und dem Herzen folgenden Beschlüssen beruht sowie zu einer glücklichen Erfahrung werden kann.

Was tun, wenn ... Unser Leitfaden für Sie

Die nachfolgenden Fragen und Hinweise beruhen auf unseren Behandlungs- und Coachingerfahrungen. Sie mögen Ihnen helfen, Ihre eigenen und familiären Entscheidungen in verschiedenen Situationen und Lebensphasen Ihres Kindes zu treffen, abzuwägen, zu durchfühlen und zu durchdenken.

(Noch) ein Kind – oder besser nicht?

Sicher, die meisten von Ihnen haben schon ein Kind und kaufen ein Buch wie dieses nicht schon vor ihrem Entschluss. Doch wer weiß. Denn auch bei der Frage, ob Sie sich noch ein Kind oder mehrere wünschen, mögen diese Fragen nützlich sein.

- Bin ich bereit, mein Leben und das meines Partners/meiner Partnerin mit einem Kind/mit Kindern zu teilen? Passt das (jetzt) zu meinem/unserem Lebensentwurf?

- Stehen dem Ängste und Zweifel entgegen, finanzieller oder gesundheitlicher Art? Wenn ich hineinfühle: Wie begründet und gewichtig sind diese Zweifel wirklich? Was sagen Kopf und Bauch dazu, was fühlt mein Herz?

- Vertraue ich mir selbst, dass ich liebevoll und stark genug bin, Kinder aufzuziehen und in ihr Leben zu begleiten?

- Lenke ich mit meinem (scheinbaren?) Kinderwunsch vielleicht von unlösbar scheinenden Problemen ab? Abnabelung vom Elternhaus, die Beziehung retten ...? Ist das realistisch oder belaste ich damit von vornherein mein/unser Leben?

- Ist es überhaupt meine (freie) Entscheidung? Bin ich frei von Einflüssen und Suggestionen anderer Menschen?

- Habe ich Angst vor Komplikationen in der Schwangerschaft oder vor der Geburt? Worin genau bestehen diese Ängste? Mit wem kann ich darüber sprechen? Wo und bei wem könnte ich mich nach meinem Empfinden seriös informieren? Wo spüre ich genug Vertrauen?

- Kann ich mit meinem Partner/meiner Partnerin alles offen besprechen, was den Kinderwunsch und die damit verbundenen Themen betrifft?

- Was müsste ich/müsste sich in meinem Umfeld zuvor ändern?

- Fühle ich mich selbst in meiner Wohnung/meinem Haus wohl? Schlafe ich gut und erhole mich hier? Bin ich zu Hause gestresst?

- Wie stelle ich mir die Geburt meines Kindes vor? Wozu bin ich selbst bereit? Wo soll die Geburt stattfinden, welche Betreuung möchte ich wählen?

- Welchen Therapien vertraue ich grundsätzlich für mich selbst und für mein Kind?

- Fühle ich mich hinreichend informiert? Welche Fragen (aufschreiben, sobald Ihnen eine weitere einfällt) sind noch nicht (hinreichend) beantwortet?

Heilerische Unterstützung:

Mediales Coaching für Mütter bzw. Eltern zu diesen Fragen. Auflösung von Blockaden und Ängsten. Geomantische Entstörung des Wohnumfeldes.

Schwangerschaft und Geburt

- Welche medizinische und heilerische Begleitung möchte ich in der Schwangerschaft? Was/wer fühlt sich richtig an? Wo habe ich ein gutes Gefühl?

- Wo soll die Geburt stattfinden? Habe ich schon alle Wünsche, Vor- und Nachteile, Risiken abgewogen? Was möchte ich noch wissen?

- Wenn ich hineinfühle: Wie ist meine Beziehung zu dem Kind, das da in mir wächst? Wie fühle ich mich selbst? Was empfange ich an Gefühlen und Gedanken von meinem Kind?

- Wie reagieren wir aufeinander?

- Bei Übelkeit und anderen Problemen: Wem traue ich die Behandlung zu? Leiten mich Ängste oder Vertrauen?

- Bei den tausend Ratschlägen, die ich von Dutzenden von Menschen erhalte: Was möchte ich tun, was fühlt sich für mich richtig an?

Heilerische Unterstützung:
Energetisch-mediale Behandlung von Kind und Mutter. Lösen eventueller karmischer Belastungen beim Kind bzw. in der Beziehung zwischen Eltern und Kind. Mediale Kontaktaufnahme zum Kind, Erfragen der Potenziale und Wünsche.

Die ersten Monate und Jahre

- Wie geht es mir mit meinem Kind? Wie meinem Partner/meiner Partnerin?

- Habe ich/haben wir genug Zeit miteinander?

- Ist das Kind ruhig und ausgeglichen oder nervös, schreit viel und schläft unruhig und unregelmäßig?

- Könnte der Stress auch durch energetische Störungen im Wohnumfeld hervorgerufen werden? Zum Abgleich: Ist unser Kind woanders ruhiger, schläft besser?

- Zeigt das Kind »Auffälligkeiten«, Züge von Medialität? Bleibe ich/bleiben wir entspannt dabei, sprechen offen darüber, fördern wir diese Begabung?

- Oder haben wir Probleme damit/stockt die Kommunikation mit dem Kind? Was könnte/möchte ich tun, um das zu ändern?

- Fördere ich die Kreativität meines Kindes durch Anleitung auch zu selbstbestimmten Spielen, zum Basteln? Wie weit sollte das gehen, ohne die eigene Kreativität des Kindes durch ständige Animation zu ersticken?

- Gibt es für mein Kind zusätzliche Bezugspersonen? Kann ich denen vertrauen, insbesondere auch bei einer häuslichen Betreuung (z. B. Tagesmutter)?

Heilerische Unterstützung:

Energetisch-mediale Behandlungen. Geomantische Entstörung des Wohnumfeldes. Mediale Beratung bei Problemen und Konflikten (z. B. in der Partnerschaft, in der Kita).

Schule und Schulzeit

- Welche Schule will ich/wollen wir wählen, sofern es eine Wahl gibt?

- Ist mein/unser Kind »schulreif«? Sollten wir es zurückstellen? Welche Kriterien sind im konkreten Fall wichtig (soziale Beziehungen zu anderen Kindern usw.)?

- Welche Art elterlicher Unterstützung braucht das Kind? Lose Zügel, Kontrolle, einfach nur spürbares Vertrauen ...?

- Bei Problemen und Konflikten: Wie unterstütze ich/unterstützen wir das Kind am besten? Aktive Rolle oder Zurückhaltung? Habe ich selbst Angst, mich mit »Autoritäten« (Hortleitung, Lehrer) auseinanderzusetzen? Wie kann ich das überwinden?

Heilerische Unterstützung:

Mediale Beratung bei Schulauswahl, Konflikten. Energetisch-mediale Behandlungen des Kindes bei Stress. Geomantische Eindämmung von Belastungszonen in Schulgebäuden, in denen sich Ihr Kind aufhält.

Eltern werden schwierig: Pubertät

- Kann ich meinem Kind in dieser schwierigen Phase vertrauen? Oder gibt es Anlässe, misstrauisch zu sein?

- Kann ich mein Kind loslassen? Bin ich bereit dazu, auch zu akzeptieren, dass zunehmend andere Ziele, Wünsche und Menschen in sein Leben treten? Was hindert mich daran?

- Fördere ich die Selbstständigkeit meines heranwachsenden Kindes und fordere ich es dazu auch auf? Oder verhalte ich mich wie eine »Helikopter-Mutter«/ein »Helikopter-Vater«, nehme ihm nach Möglichkeit alles ab (z. B. Transport mit dem Auto zu jeder Tages- und Nachtzeit). Stecke ich meine Nase in alles hinein?

- Wie und in welchem Umfang kann ich am besten mit meinem Kind im Gespräch/im Kontakt bleiben, wenn es sich spürbar abgrenzen möchte?

- An welchen Partner, welche vertrauten Personen wendet sich das Kind bei inneren und äußeren Konflikten (Großeltern, Familienfreunde ...)? Wo und wann sollte ich mich einschalten, ohne sinnvolle Beziehungen zu gefährden?

- Bei Verdacht auf Missbrauch (Alkohol, Drogen ...): An wen könnte ich mich vertrauensvoll wenden?

Heilerische Unterstützung:

Mediale Beratung der Eltern. Energetische mediale Beratung für Eltern und Kinder (gemeinsam und getrennt).

Bei (schweren) Erkrankungen und Unfällen

- Gibt es die Möglichkeit, »alternative« Therapiemethoden zu nutzen, wenigstens ergänzend? Welchen Methoden, Ratgebern und Therapeuten vertraue ich?

- Was spiegelt mir die Krankheit/der Unfall meines Kindes?

Worin liegt die Botschaft für mich/für die Familie insgesamt?

- Welche spezielle Botschaft liegt darin für das Kind selbst? Worüber sollten wir sprechen?

- Brauche ich/brauchen wir Hilfe, um die Thematik zu erkennen? Ein Coaching, um die Ursachen zu bearbeiten und zu lösen?

Heilerische Unterstützung:

Mediale Beratung, Coaching für Eltern, Gespräche mit dem Kind (soweit Vertrauen vorhanden), stabilisierende energetische Behandlungen.

Die unsichtbare Nabelschnur

- Kann ich mein Kind jetzt weitgehend loslassen – oder verspüre ich den Drang, alles wissen zu wollen, alle Schritte begleiten zu müssen?

- Fördere ich die Selbstständigkeit meines Kindes in dieser Phase? Was hindert mich ggf. daran? Wie kehre ich in mein eigenes Leben zurück, wie fülle ich es meinen Wünschen entsprechend?

- Klammert mein Kind – und worin können die Gründe liegen?

- Habe ich bewusste oder bisher unbewusste Ansprüche an mein Kind? Welche? Warum halte ich sie für begründet? Wie kann ich mich ggf. davon lösen?

- Wie und wo beeinflussen eigene (ungelöste) Themen die Beziehung?

- Wie stehe ich zum Partner/zur Partnerin meines (erwachsenen) Kindes? Welche Erwartungen und Gefühle spielen dabei mit?

- Inwieweit kann ich behutsam Einfluss nehmen, wenn mein erwachsenes Kind Ausbildungsprobleme hat, die Ausbildung abbricht? Oder bei einschneidenden Beziehungsproblemen? Kann ich Hilfe vermitteln?

- Wo und wann ist es sinnvoller, sich trotz aller Bedenken, Sorgen und Ängste zurückzuhalten?

- Wie regele ich die finanzielle Unterstützung meines erwachsenen Kindes? Lernt es, vertrauensvoll und umsichtig mit Geldzuwendungen umzugehen? Ist es zumutbar, während eines Studiums nebenbei zu arbeiten?

Heilerische Unterstützung:

Energetische Behandlung und mediale Beratung für Eltern und große Kinder (gemeinsam und getrennt). Sofern Vertrauen aufgebaut ist, suchen uns Heranwachsende und junge Erwachsene oft von selbst auf. Es besteht bei Heilerinnen und Heilern aus unserem Kreis in jedem Fall Vertrauensschutz und Verschwiegenheit gegenüber Eltern, Partnern und Dritten aufgrund unseres Verhaltenskodexes. (Dieser Vertrauensschutz bzw. die Schweigepflicht ist für Heilerinnen und Heiler in Deutschland nicht rechtlich geregelt. Lassen Sie sich die Einhaltung in Zweifelsfällen schriftlich zusagen.)

Anmerkungen

1) Zum grundlegenden Verständnis Geistigen Heilens siehe Werner Hartung: *Heilen mit den Kräften der Geistigen Welt*, Neue Erde, 2. Auflage, Saarbrücken 2017.

2) Richard DeGrandpre: *Die Ritalingesellschaft. ADS: Eine Gesellschaft wird krankgeschrieben.* Beltz Verlag, Weinheim und Basel 2002, hier S. 25 ff.

3) DeGrandpre, S. 30-34.

4) DeGrandpre, S. 20 f. und 40 ff.

5) DeGrandpre S. 16 f.

6) DeGrandpre S. 134 f.

7) Werner Hartung/Anne Stallkamp: *Neue Geomantie. Heilung des Menschen und der Erde*, Omega (Silberschnur), Güllesheim 2017. Besonders das Kapitel »Kleine Kosmologie/Licht und Dimensionen«.

8) Siehe Piero Rossi 2014 (http://www.adhs.ch/adhs-kriterien-nach-dsm-5-fluch-oder-segen/ – Zugriff am 27.01.2018 – und DeGrandpre.

9) Rosemarie Portmann: *ADS und Hyperaktivität. Auf den Punkt gebracht.* Don Bosco Verlag, Pädagogische Positionen, München, 1. Auflage 2003, hier S.14 f.

10) DeGrandpre, S. 75 ff.

11) Ebd. S. 14 f.

12) Portmann, S. 14 f.

13) Ebd.

14) DeGrandpre, S. 116 ff.

15) Piero Rossi:https://adhsspektrum.wordpress.com/2014/08/27/adhs-kriterien-nach-dsm-v-fluch-oder-segen/ (letzter Zugriff am 27.01.2018).

16) Wie Anm. 15.

17) Michael Newton: *Die Reisen der Seele. Karmische Fallstudien.* Edition Astroterra, Wettswil, 5. Aufl. 2002. Ders.: *Die Abenteuer der Seelen. Neue Fallstudien zum Leben zwischen den Welten*, Edition Astroterra, dt. Erstausgabe, Wettswil 2001.

18) Nadine Wenger: *Natürliche Wege zum Babyglück.* Neue Erde, Saarbrücken 2013.

19) Hartung/Stallkamp, wie Anm. 7. Geomantensuche und ausführliche Informationen auf www.neue-geomantie.de.

20) Anja Tochtermann: *Kinderkrankheiten – Wege der Heilung.* Neue Erde, Saarbrücken 2017. Und Ravi Roy & Carola Roy-Lage: *Homöopathischer Ratgeber. Die homöopathische Prophylaxe bei Kinderkrankheiten.* 13. Aufl., Rigsee-Hagen 2013.

21) Eine effektive Hilfe für Eltern: Ravi Roy & Carola Roy-Lage: *Homöopathischer Ratgeber. Impfbedingte Erkrankungen erkennen und behandeln (ADHS, Allergien, MS, Autismus und chronische Müdigkeit können Impffolgen sein).* 8. vollst. überarbeitete Aufl., Rigsee-Hagen 2015.

22) Oliver Schröm/Niklas Schenk: *Die Krebsmafia. Kriminelle Milliardengeschäfte und das skrupellose Spiel mit dem Leben von Patienten.* Lübbe, Köln 2017.

23) Elizabeth B. Weller, Angelica Kloos, Joon Kang und Ronald A. Weller: *Depression in Children and Adolescents: Does Gender Make a Difference.* Current Psychiatry Reports 2006, 8: 108–114. Siehe hierzu den Lifeline-Artikel, der hervorragend die Studien von Weller, Kloos und Co. zusammenfasst: https://www.lifeline.de/vorsorgen/kindergesundheit/Depressionen-Jugendliche-id36169.html (letzter Zugriff am 27.01.2018).

24) Quelle: ZEIT ONLINE, Stand 28. November 2016.

25) Quelle: https://www.bmbf.de/de/nationale-strategie-fuer-alphabetisierung-und-grundbildung-erwachsener-1373.html

26) Sollten Sie Gelegenheit haben, an Schulneubauten mitzuwirken, hier eine Buchempfehlung für innovative Wege: *Schulen planen und bauen 2.0, Grundlagen, Prozesse, Projekte.* Hrsg.: Montag Stiftung Jugend und Gesellschaft. Aktualisierte und ergänzte Neuausgabe, jovis, Berlin 2017.

Hinweise und Kontakte

Geistiges Heilen

Wenn Sie Heilerinnen und Heiler in Ihrer Umgebung suchen, können Sie sich von Empfehlungen leiten lassen oder vom Eindruck, den eine Website hinterlässt. Oder führen Sie ein *kurzes* Vorgespräch (mit anderen Therapeuten können Sie auch nicht lange und unverbindlich reden), um einen Eindruck zu gewinnen. Letztlich werden Sie nach Ihrem Gefühl entscheiden und vertrauen müssen, wie auch bei der Wahl eines Arztes oder Heilpraktikers. In diesem Bereich gibt es keine Berufs- oder Fachverbände, die für sich wirklich in Anspruch nehmen könnten, Qualität zu garantieren.

Hinzu kommt, dass es über das Wesen Geistigen Heilens sehr unterschiedliche Auffassungen gibt, ebenso wie Richtungen. Von Methoden sprechen wir ungern, denn genau genommen ist jede Heilerin, jeder Heiler eine lebendige »Methode«, wenn sie undogmatisch ihrer Begabung folgen.

Heilerinnen und Heiler dürfen keine Heilsversprechen abgeben und sollten sich auch nicht »aufblasen«, mit ihren Erfolgen oder angeblichen Bekanntheit prahlen. Dasselbe gilt für Geomanten (Rutengänger oder wie auch immer sie sich bezeichnen).

Hinweise zum rechtlichen Rahmen sowie zur wichtigen Patientenerklärung entnehmen Sie bitte dem nächsten Kapitel.

Wir beschränken wir uns hier auf die Heilerinnen und Heiler aus unserem Verbund, die Sie unter folgenden Web-Adressen finden:

www.atlantis-heilerpraxis.de und *www.atlantis-praxis.at*
www.atlantis-heilerconvent.de ist ein Verzeichnis von uns ausgebildeter Kolleginnen und Kollegen, die mit den Atlantis Heilerpraxen kooperieren und sich ständig in unserem Kreis fortbilden.

Fast alle Kolleginnen und Kollegen haben Erfahrung in der Kinderbehandlung, zum Teil auch in der Erziehungsberatung und, in pädagogischen Tätigkeiten.

Dieser Kreis ist verpflichtet, den Verhaltenskodex der Atlantis Heilerpraxen einzuhalten. Wichtig ist das vor allem hinsichtlich der sonst für Heilerinnen und Heiler in Deutschland nicht rechtlich geregelten Schweigepflicht.

Geomantische Entstörung

Für geomantische Entstörungen können Sie sich an folgende Geomantinnen und Geomanten in Deutschland, Österreich und der Schweiz wenden, die von Werner Hartung und Anne Stallkamp in neuer Geomantie ausgebildet wurden:

www.neue-geomantie.de/geomanten-finden

Auch für Mitglieder der Gruppe für Geomantie gibt es einen Verhaltenskodex, den Sie auf dieser Website finden.

Homöopathie-Therapeuten

Hilfreich ist beispielsweise die Website des »Homöopathie Forums, Organisation klassisch homöopathisch arbeitender Heilpraktiker e.V.«

http://www.homoeopathie-forum.de/homoeopathie_therapeutenverzeichnis.html

Analphabetismus und Leseprobleme

Mentor Bundesverband e.V.

www.mentor-bundesverband.de

Rechtliche Grundlagen
für Heilung und Geomantie

Für Geistiges Heilen
(in Österreich ist die Bezeichnung
»Energetik« gebräuchlich) und Geomantie gilt
folgender rechtlicher Rahmen:

Deutschland:

Heiler und »Rutengänger« sind in aller Regel weder Ärzte noch Heilpraktiker. Sie üben also nach deutschem Recht keine Formen der Heilkunde aus, die eine ärztliche Approbation (lat. approbatio = Anerkennung, Genehmigung; staatliche Zulassung und Berechtigung, die Berufsbezeichnung zu führen) oder nach dem Heilpraktikergesetz [Gesetz über die berufsmäßige Ausübung der Heilkunde ohne Bestallung (HeilprG), erlassen am 17.02.1939, jüngste Änderung 01.01.2002] eine staatliche Überprüfung und Zulassung erfordern. Außerdem gibt es in Deutschland keine *verbindliche* staatliche Prüfung oder Anerkennung für Geomanten oder auch Heiler. Vereinzelte staatlich anerkannte Ausbildungen (nach welchen *formalen* Kriterien auch immer) oder Zertifizierungen sind ebenso wenig verlässliche Gütesiegel wie eindrucksvolle Urkunden und Ausbildungsnachweise. Angesichts der sehr unterschiedlichen Auffassungen und Methoden ist das auch weder sinnvoll noch anstrebenswert.

Sofern Geomanten nicht zugleich Ärzte oder Heilpraktiker sind, bewegen sie sich in Deutschland rechtlich in dem Handlungsrahmen, den das Bundesverfassungsgericht 2004 für das sogenannte Geistige Heilen festgelegt hat [Zitierung: BVerfG, 1 BvR 784/03 vom 02.03.2004, Absatz-Nr. (1-22)]. Tätigkeiten, die Menschen mit mantischen und medialen Begabungen ausüben, fallen danach ausdrücklich *nicht* unter die Erlaubnispflichten für die Ausübung der Heilkunde. Hier wurde der Verfassungsgrundsatz der freien Berufswahl über den Belang der Volksgesundheit gestellt, da man diese Formen heilerischer Begabung, die eher einen religiösen Hintergrund haben, nicht unterbinden will. Voraussetzung für ein sonst nahezu schrankenfreies Wirken auch von Geomanten ist,

- dass sie erstens ihren Auftraggebern gegenüber deutlich machen, dass sie nicht klinisch-diagnostisch arbeiten und ihre Tätigkeit folglich auch nicht das Wirken von Ärzten und Heilpraktikern ersetzt,

- dass sie zweitens keine Heilversprechen abgeben und auch nicht mit Erfolgen werbend »protzen« dürfen.

Zur beiderseitigen Absicherung sollten Heiler und Geomanten ihren Auftraggebern folgende Musterformulierung zur Kenntnis geben und sie sich von ihnen unter Angabe von Name, Anschrift und Datum unterzeichnen lassen:

»*Geistiges Heilen sowie radiästhetische Beratungen und Hausuntersuchungen sowie geomantische und energetische Reinigungen von Räumen dienen der Aktivierung der Selbstheilungskräfte. Formen geistigen Heilens ersetzen nicht die Diagnose und/oder Behandlung durch Ärzte und/oder Heilpraktiker.*

Durch meine Unterschrift bestätige ich den Erhalt dieser Information vor der Durchführung geomantischer Maßnahmen.«

Österreich:

Anstelle des Begriffs »Geistiges Heilen« wird in Österreich der Begriff **Energetik** verwendet (Human-Energetik, Tier-Energetik, Raum-Energetik). Auch dort handelt es sich um eine gewerbliche Tätigkeit, die jedoch von den Wirtschaftskammern (WKO, Fachverband für die persönlichen Dienstleister) aktiv qualifizierend und normativ begleitet wird.

In der aktuellen Beschreibung des Berufsbildes von 2016 heißt es:

»Rechtliche Grundlage für die Ausübung als freies Gewerbe ist die Gewerbeordnung (§ 5 GewO 1994), der konkrete Berechtigungsumfang des einzelnen Humanenergetikers ergibt sich aus dem jeweiligen konkreten Gewerbewortlaut des Energetikers (§ 29 GewO 1994).

Das Berufsbild Humanenergetik ist auch als Darstellung der gemäß § 29 Gewerbeordnung (GewO 1994) für den Gewerbeumfang maßgeblichen, eigentümlichen Arbeitsvorgänge sowie der in den beteiligten gewerblichen Kreisen bestehenden Anschauungen und Vereinbarungen zu verstehen. Das Berufsbild Humanenergetik kodifiziert somit gleichsam die aufgrund der historischen Entwicklung gewachsene, gegenwärtige Auffassung der Branche und schlüsselt auf dieser Grundlage die dem Gewerbe eigentümlichen Tätigkeitsfelder auf.«

Die Geomantie wird in dem umfangreichen österreichischen Regelwerk nicht explizit aufgeführt, ausdrücklich benannt wird allerdings der Einsatz radiästhetischer Geräte wie Ruten, Tensoren oder Pendel.

Ähnlich wie in Deutschland gibt es eine (hier staatlich vorgeschriebene)

Patientenerklärung:

»Die energetische Hilfestellung beschäftigt sich ausschließlich mit der Aktivierung und Harmonisierung körpereigener Energiefelder (Lebensenergie). Ich wurde darüber informiert und nehme zur Kenntnis, dass ich ausnahmslos energetische Beratung erhalte, die unter Zuhilfenahme von [hier: Nennung der jeweils konkret gewählten Methode der Energetikerin/des Energetikers] oder ähnlichen gewerblich erlaubten Methoden durchgeführt wird.

Da diese Maßnahmen der Wiederherstellung und Harmonisierung der körpereigenen Energiefelder dienen, stellen sie keine Heilbehandlung dar. Die Wirkungsweise und der Erfolg der energetischen Behandlung ist naturwissenschaftlich nicht belegt bzw. bei bestimmten Methoden widerlegt.

Dementsprechend stellt die energetische Hilfestellung keinerlei Ersatz für ärztliche Diagnose und Behandlung dar, auch keinerlei Ersatz für psychologische oder psychotherapeutische Behandlung oder Untersuchung. Sämtliche Aussagen und Ratschläge sind keine Diagnosen, sondern stellen reine energetische Zustandsbeschreibungen dar.

Ich wurde darüber informiert, dass ich mich für die Diagnoseerstellung und Therapie an meinen Arzt/meine Ärztin zu wenden habe.

Ich habe vor Unterschriftsleistung obigen Inhalt genauestens gelesen, vollinhaltlich verstanden und gutgeheißen.

Angaben zum Klienten/zur Klientin:
Name: Adresse:«

Ergänzend gibt es in Österreich Standesregeln des Fachverbandes der gewerblichen Dienstleister für die freien Gewerbe, die Hilfestellung bieten zur Erreichung einer körperlichen bzw. energetischen Ausgewogenheit und deren Tätigkeiten personenbezogen ausgeübt werden (Humanenergetik).

In der **Schweiz** haben die Kantone unterschiedliche Regelungen zum Geistigen Heilen getroffen.

Über den Autor

Stefan Hartung

Jg. 1987, B.A. Pädagogik, studierte nach dem Ersatzdienst in einer sozialen Einrichtung Pädagogik an der Universität Oldenburg und einige Semester Psychologie an der Fernuniversität Hagen. Zusätzlich absolviert er derzeit eine Ausbildung zum Heilpraktiker mit dem Ziel, andere Therapieformen mit der Geistigen Heilung zu verbinden.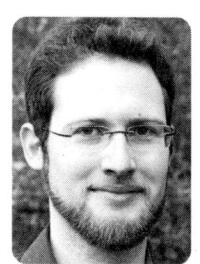

Schon als Kind sensibel für Energien, entdeckte er als Jugendlicher zuerst Reiki für sich. Bald darauf entwickelte sich seine Medialität.

Stefan Hartung arbeitet seit 2010 selbstständig als energetisch-medialer Heiler, zunächst in der ATLANTIS HEILERPRAXIS Hannover sowie in München und Umgebung. 2016 erfolgte aus familiären Gründen der Umzug nach Oberfranken. Seit 1. Juni 2017 hat die ATLANTIS HEILERPRAXIS Bayreuth eigene Praxisräume.

Seine Schwerpunkte bilden die energetische und mediale Heilung, schamanisches Heilen, Heilmagie, heilerische Ausbildungen, Naturmagie, die Arbeit mit Kindern sowie Lebens- und Familienberatung mit pädagogischen und spirituellen Methoden. Dabei kann er auf langjährige ehrenamtliche Erfahrungen in der Kinderferienarbeit und der verantwortlichen Leitung von Jugendcamps zurückgreifen, die auch die Schwerpunkte seines Pädagogikstudiums bestimmten, in dem er sich auch mit der AD(H)S-Problematik auseinandersetzte, außerdem auf eine berufliche Tätigkeit mit Jugendlichen und Behinderten in sozialen Einrichtungen in Braunschweig und Bremen.

Stefans Tätigkeitsbereiche sind neben den oben genannten die Erdheilung und Geomantie, Naturmagie, Ausbildung von Heilern, Meditation, Forschung und Lehre in den Bereichen Heilmethodik sowie die Heiler- und Reikilehrerfortbildung. Aus dieser Arbeit entstand auch das von ihm entwickelte SoulTouchHealing, in welchem sich verschiedene Heiltraditionen wie Schamanismus, Reiki, Quantenheilung u. a. treffen und zum Geistigen Heilen zusammengeführt werden.

Kontakt:
stefan.hartung@atlantis-heilerpraxis.de

Über den Autor

Werner Hartung

Dr. phil., Jahrgang 1954, studierte Geschichte, Germanistik und Philosophie. Mit 25 Jahren wurde er Geschäftsführer eines Umwelt- und Kulturdachverbandes.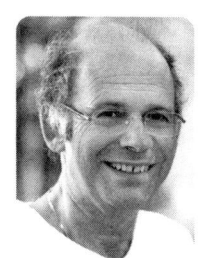

1990 wirkte er am Aufbau der Kulturverwaltung in Sachsen-Anhalt mit, anschließend arbeitete er 15 Jahre selbstständig bzw. in Gesellschaften als Unternehmensberater für Kultur und Kulturwirtschaft. In diesen Zeitraum fielen Lehraufträge an der Universität Hildesheim, dann eine Honorarprofessur für Kulturmanagement im Studiengang Kulturwissenschaft an der Universität Bremen.

Seit der Studienzeit hatte Werner Hartung überlegt, durch ein Zweitstudium oder durch eine damals begonnene Heilpraktikerausbildung in den Heilungsbereich zu wechseln. Jedoch spürte er stets, dass es nicht um medizinische Tätigkeit im herkömmlichen Sinne gehen sollte. In den 90er Jahren traten Hellsichtigkeit und Heilfähigkeit wieder stärker ins Bewusstsein. Neben dem Interesse für Yoga und Meditation waren es schließlich Reiki-Einweihungen, die dazu führten, dass die seit der Kindheit schlummernde Begabung wieder durchbrach.

Ende 2004 gab Werner Hartung alle anderen Berufstätigkeiten auf, um sich fortan ausschließlich der Geistigen Heilung zu widmen. Anfang Januar 2006 gründete er die Praxis in Hannover, 2007 die ATLANTIS HEILERPRAXIS GmbH und den gleichnamigen Zusammenschluss mehrerer selbstständiger Praxen. Neben den Behandlungen von Menschen und Tieren sowie der Heilerausbildung gilt sein besonderes Interesse der geomantischen Forschung und Beratung.

Gemeinsam mit Anne Stallkamp entwickelte er die »Neue Geomantie«, führt geomantische Projekte im unternehmerischen Bereich sowie Forschungsvorhaben und Geomantieausbildungen durch. Er ist Mitbegründer der 2010 entstandenen Gruppe für Geomantie.

Von Werner Hartung erschienen im Neue Erde Verlag die Bücher »Heilen mit den Kräften der Geistigen Welt« (2. Auflage 2017) und - gemeinsam mit Anne Stallkamp - »Rauhnächte - Zeit für mich«. Bei Omega (Silberschnur) erschien 2017 der gemeinsam mit Anne Stallkamp verfasste Titel »Neue Geomantie. Heilung des Menschen und der Erde«.

Beide betreiben den Autorenblog www.lovelylifeblog.com, der sich mit allem befasst, was das Leben schön macht. Herz und Intuition. Körper und Seele. Heilung und Geomantie. Gestaltung und Kreativität. Schönheit und Genuss.

Kontakt:
werner.hartung@atlantis-heilerpraxis.de

Weiterführende Informationen zu
Büchern, Autoren und den Aktivitäten
des Silberschnur Verlages erhalten Sie unter:
www.silberschnur.de

Natürlich können Sie uns auch gerne den
Antwort-Coupon aus dem beiliegenden
Lesezeichenflyer zusenden.

Ihr Interesse wird belohnt!

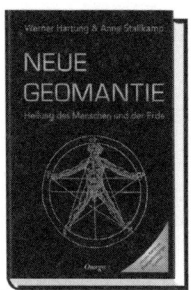

288 Seiten, 2-farbig, mit
Entstörungs-Karte, Flexocover
ISBN 978-3-89845-561-9
€ [D] 19,95

Werner Hartung & Anne Stallkamp

Neue Geomantie

Heilung des Menschen und der Erde

Mit geomantischen Wissen Mensch und Erde heilen: Lesen
Sie, was Geomantie ist und wie mit ihr wir zur Heilung der Erde
beitragen können. Wenn der Mensch seine Kräfte und sein
Wissen um die Nutzung feinstofflicher Schlüsselenergien nutzt,
können damit Lebensräume entstört, energetisiert und gestaltet
werden. Die Autoren stützen sich auf mediale Anleitungen aus
der geistigen Welt und energetische Möglichkeiten, die eine
mentale Einwirkung auf die feinstofflichen Ebenen der Erde ermöglichen.

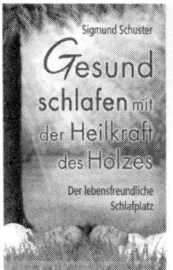

160 Seiten, mit Farbteil,
broschiert
ISBN 978-3-89845-344-8
€ [D] 12,95

Sigmund Schuster

Gesund schlafen mit der Heilkraft des Holzes

Der lebensfreundliche Schlafplatz

Sigmund Schuster zeigt uns, wie jeder Schlafplatz zu einem
energetischen Ort umgewandelt werden kann, der sich positiv
auf unser Wohlbefinden und unsere Gesundheit auswirkt. Er
erklärt, wie wir die Heilkraft des Holzes in einem Naturkraft-
Schlafplatz bündeln können.
Praktische Tipps zum Ausbau eines solchen lebensfreundlichen
Schlafplatzes und dessen positive Auswirkungen auf unsere
Seele und unsere Gesundheit helfen uns, den Schlaf für die Heilung unseres Körpers und Geistes zu nutzen.

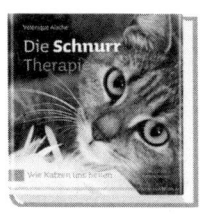

180 Seiten, durchgehend farbig,
inklusive CD, Flexocover
ISBN 978-3-89845-408-7
€ [D] 19,95

Véronique Aïache

Die Schnurr-Therapie

Wie Katzen uns heilen

Das sanfte Schnurren einer Katze verbreitet nicht nur Wohlbe-
hagen und Wärme, es hat auch eine wohltuende Wirkung auf
Körper und Seele. Schnurren ist ein Anti-Stress-Faktor, kurbelt
das Immunsystem an, gleicht den Blutdruck aus und unterstützt
die Psychomotorik.
Entdecken Sie die Geheimnisse dieses natürlichen Heilmittels
und die Heilkräfte des Schnurrens. Neben praktischen Übungen,
Fallbeispielen und vielen Fotos enthält dieses einmalige Buch
eine 30-minütige CD mit Katzenschnurren, damit auch Menschen ohne Katze die wohltuende Wirkung des Schnurrens erleben können.

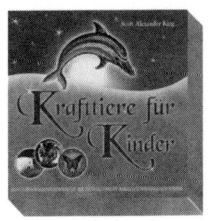

45 runde, farbige Karten,
Ø 10 cm, mit Begleitbuch,
160 Seiten, broschiert, in Box
ISBN 978-3-89845-363-9
€ [D] 18,90

Scott Alexander King

Krafttiere für Kinder

Ein Kind in unserer modernen Welt zu sein, ist manchmal schwierig, wenn man eine Entscheidung treffen muss, es einem nicht gut geht oder man traurig ist. Wie schön, wenn man dann einen Freund hat, mit dem man reden kann, der zuhört und hilft. Krafttiere sind diese liebevollen Freunde, die dich unterstützen, dir helfen und dich beraten. Schon die alten Kulturen wussten, dass wir mit den Tieren kommunizieren und von ihnen lernen können. Auch du kannst mit den Tieren sprechen, und dieses wunderschön illustrierte Kartenset hilft dir dabei, die Botschaften der Tiere zu verstehen. Wann immer du den Krafttieren deine Sorgen und Ängste mitteilst, werden sie dir Antwort auf deine Fragen geben, dir Kraft und Vertrauen spenden und dich auf deinem Weg durch das Leben begleiten.

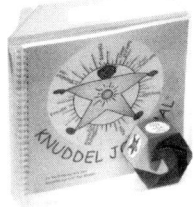

112 Seiten Buch,
Ringheftung,
52 runde Karten in Box
ISBN 978-3-89845-118-5
€ [D] 19,90

Margot Pieters & Yvonne van Meteren

Knuddel-Set

Als Trost, zur Belohnung und zum Schenken – mit den 52 Knuddelkarten kann man sich und anderen eine Freude machen. Lustige Zeichnungen, das passende Motto oder eine Redewendung geben neue Anstöße und regen zu eigener Kreativität an. Die Karten können aber auch als Ausgangspunkt für Gespräche dienen und so in Kindergärten, Schulen, Kinderkrankenstationen oder auch zu Hause eingesetzt werden. Für Kinder ab 6 Jahren, aber auch für Jugendliche und Erwachsene.

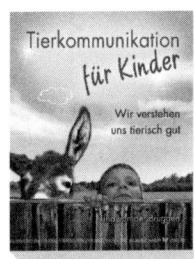

144 Seiten, illustriert,
2-fbg, broschiert
ISBN 978-3-89845-391-2
€ [D] 14,95

Tina von der Brüggen

Tierkommunikation für Kinder
Wir verstehen uns tierisch gut

Die Tierkommunikatorin Tina von der Brüggen lädt Sie in diesem wunderschön illustrierten Buch ein, gemeinsam mit Ihrem Kind zu lernen, mit Tieren zu sprechen. In dieser leicht verständlichen, spielerischen Einführung in die Kunst der Tierkommunikation lernt Ihr Kind, die Bedürfnisse der Tiere besser zu verstehen und dadurch Liebe und Respekt für sie zu entwickeln.

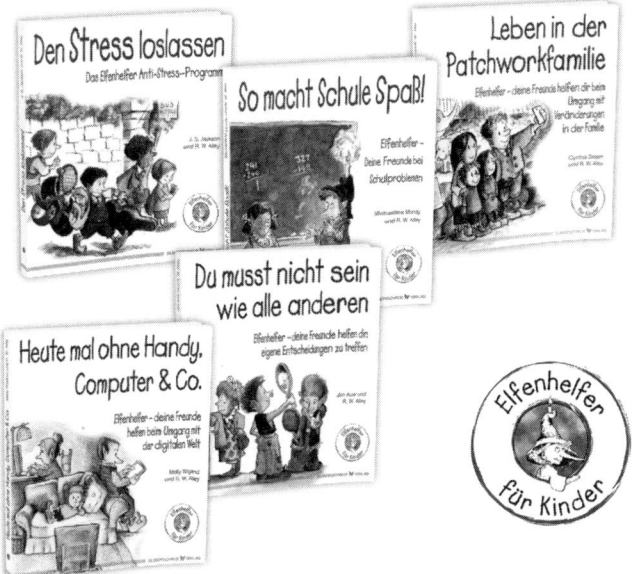

Seit über 15 Jahren bringen die »Elfenhelfer für Kinder« Kindern auf der ganzen Welt schwierige Themen nahe und helfen ihnen, sich in ihrem Leben besser zurechtzufinden. Endlich gibt es die »Elfenhelfer für Kinder« auch in deutscher Sprache.

Zu vielen Themen, die Kinder bewegen und interessieren, gibt es im Silberschnur-Verlag Bücher von den »Elfenhelfern für Kinder«:

Anderen mit Achtung begegnen
ISBN 978-3-85466-042-2

Den Stress loslassen
ISBN 978-3-89845-562-6

Du bist gut, so wie du bist
ISBN 978-3-89845-493-3

**Du musst nicht sein wie
alle anderen**
ISBN 978-3-89845-496-4

Fit sein macht Spaß
ISBN 978-3-89845-535-0

Hab keine Angst vor deiner Angst
ISBN 978-3-89845-495-7

**Heute mal ohne Computer,
Handy & Co.**
ISBN 978-3-89845-523-7

Leben in der Patchworkfamilie
ISBN 978-3-89845-522-0

So macht Schule Spaß!
ISBN 978-3-89845-475-9

So wirst du bald wieder gesund
ISBN 978-3-89845-588-6

Traurig sein ist okay!
ISBN 978-3-89845-575-6

Was geschieht, wenn jemand stirbt?
ISBN 978-3-89845-472-8

Wenn Mama und Papa sich trennen
ISBN 978-3-89845-587-9

Wütend sein ist okay!
ISBN 978-3-85466-041-5

jeweils durchgehend farbig,
broschiert · € [D] 9,95

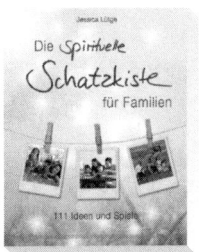
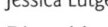

256 Seiten, 2-fbg., broschiert
ISBN 978-3-89845-394-3
€ [D] 16,95

Jessica Lütge

Die spirituelle Schatzkiste für Familien

111 Ideen und Spiele

In diesem Buch erfahren Sie, wie Sie sich als Familie gemeinsam wahrnehmen, spüren und sich spielerisch und lichtvoll vertrauen können. Sie finden viele Ideen, Spiele, gemeinsame Entspannungsangebote und Wohlfühlmomente. Manche bringen ganz schnell wieder frische Energie, andere zaubern ganz viele glückliche Momente und wieder andere lassen ein besonderes Gemeinschaftsgefühl entstehen. Das Schöne daran: Sie können alle Angebote mit Ihren Kindern gemeinsam ausprobieren.

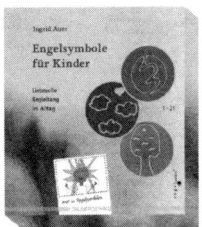

21 runde Engelkarten
mit Buch, 202 Seiten,
brosch. in Box
ISBN 978-3-89845-065-2
€ [D] 25,90

Ingrid Auer

Engelsymbole für Kinder

Liebevolle Begleitung im Alltag

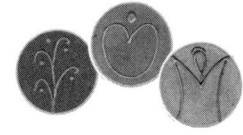

Integrieren Sie die Engel in den Alltag Ihrer Familie!
Dieses Set aus 21 neuen Engelsymbolen, kindgerecht auf runde Karten gedruckt, und einem Buch hilft, die Sensitivität der Kinder zu fördern und unterstützt sie in ihrer Entwicklung. Es hilft aber auch Erwachsenen, ihr Herz den Engeln zu öffnen. Finden Sie als Erwachsener zurück zu dem natürlichen Zugang zur Engelwelt, den Kinder noch haben.
Mit diesem Set unterstützen Sie die spirituelle Weiterentwicklung Ihrer Kinder, denn Kinder lieben Engel – und Engel lieben Kinder. »Engelsymbole für Kinder« ist gleich doppelt verwendbar: Als gemeinsames »Spiel« für Erwachsene und Kinder und als »spirituelles Aufklärungsbuch« für Erwachsene.

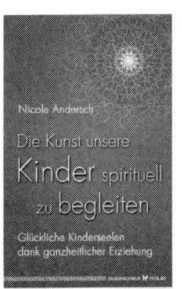

152 Seiten, broschiert
ISBN 978-3-89845-480-3
€ [D] 14,95

Nicole Andersch

Die Kunst, unsere Kinder spirituell zu begleiten

Glückliche Kinderseelen dank ganzheitlicher Erziehung

Diplompädagogin Nicole Andersch beschreibt praktisch und lebensnah die ganzheitliche Erziehung, bei der das Seelenleben und die Gefühle der Kinder im Vordergrund stehen. Sie erfahren, wie Sie Ihr Kind seinem Wesen entsprechend auf seinem Entwicklungsweg begleiten, wie Sie ihm helfen können, seine eigene Bestimmung zu leben. Mit dieser Erziehung schaffen Sie die Voraussetzungen dafür, dass Ihr Kind seinen Platz in der Welt findet und ein sinnerfülltes und glückliches Leben führen kann.